# Chakras

*Desvelando los secretos de la sanación con meditación de chakras, mantras y reiki, además de consejos para principiantes para despertar el tercer ojo*

# Índice

# Introducción

Enhorabuena por descargar *Chakras*. ¡Muchas gracias por hacerlo!

Para ser realmente sabio, tiene que aprender de los errores de los demás. Los libros se crean para proporcionar a la gente más conocimiento para que su vida pueda ser un poco mejor. Los libros fantásticos tienen la habilidad de despejar un camino por el mundo.

Se ha creado este libro para proporcionarle un conocimiento claro del sistema de los chakras y cómo estos controlan su energía corporal. Desgraciadamente, mucha gente anda por la vida con chakras bloqueados debido a diversas experiencias vitales. Lo bueno es que se pueden sanar los chakras, aunque requerirá práctica y aprender un poco.

A esto le ayuda cambiar la forma en la que hacemos las cosas. Ser capaces de ver las partes más pequeñas de nuestra vida nos lleva a nuevos niveles de sanación. A medida que lee este libro, descubrirá ejercicios y meditaciones que le ayudarán a sanar sus chakras. Según vaya aprendiendo sobre usted mismo, internalice realmente la información. Según empiece a trabajar para hacer que su vida sea más completa, probablemente también pueda hacerse una idea de cuál es su propósito en esta.

El objetivo de este libro es traer alegría a su vida. Su forma de ver la vida se expandirá y transformará toda la negatividad en algo que le puede servir para su propósito superior. Es importante que disfrute el proceso y esté agradecido por toda la energía que puede usar libremente.

Hay muchos libros sobre este tema en el mercado, así que ¡gracias de nuevo por escoger este! Se ha hecho todo lo posible por asegurar que esté lleno de información útil. ¡Disfrútelo por favor!

# La verdad sobre los chakras

La mejor descripción de los chakras es ruedas de energía. *Chakra* en sánscrito significa "rueda, redondo" o "un túnel donde se da un intercambio de energía". Por tanto, chakra podría significar un movimiento circular donde la energía *mala* se intercambia por la *buena*. Básicamente, la mala energía sale y la buena energía entra.

Se piensa que la vida y el tiempo en realidad están controlados por los chakras. Debido a esto, se ve a los chakras como ruedas de luz de colores que giran a diferentes velocidades e intensidad. En pocas palabras, son los centros que reciben, absorben y transmiten energía.

Los chakras son un punto que existe entre los mundos de lo físico y lo inmaterial del cuerpo humano. La energía que se intercambia es la energía de la fuerza de la vida. Esta es la razón por la que estudiamos los chakras y necesitamos saber cómo funcionan.

Si sus chakras están bloqueados, esto significa que no puede funcionar adecuadamente, ni física, ni psicológica, ni mentalmente. Cuando están bloqueados, no hay ningún intercambio de energía, y esto no es bueno. Imagíneselo como el sistema de escape de un coche: si el tubo de escape está bloqueado, el coche va a ahogarse y detenerse.

Nuestros cuerpos experimentan prácticamente lo mismo si sus chakras están bloqueados. Toda esta energía mala se mantiene dentro, y esto significa que no es posible que entre energía buena. Si este intercambio no puede suceder, las cosas negativas, como las enfermedades, empezarán a afectar a su cuerpo. Nadie quiere que esto pase.

Sus chakras también pueden estar desequilibrados. Esto sucede cuando la energía negativa supera a la energía positiva. Básicamente, dentro de su cuerpo, lo malo sobrepasa a lo bueno.

Tener los chakras desequilibrados no significa que lo negativo supera lo positivo. Si ciertos chakras, como el corona, están desequilibrados, puede que esté dedicando demasiado tiempo a la espiritualidad o no esté invirtiendo demasiado tiempo en su ser físico. Si este es el caso, necesita afianzarse.

Ya que los chakras pueden bloquearse, también pueden desbloquearse y, por tanto, puede invertir el daño y disfrutar de su vida. Muchas cosas tienen que suceder para desbloquear y equilibrar los chakras. Las principales serían: usar varios tipos de yoga, meditar y terapia entre otras. Veremos estas con más detalle más adelante.

Nuestros cuerpos tienen muchos chakras. Los siete superiores son los más conocidos y se ubican en varios lugares del cuerpo para controlar aspectos específicos de su salud.

# Una breve historia

Muchas culturas han practicado el concepto de los chakras durante muchos miles de años, pero con diferentes nombres. Toda religión o cultura que fomenta la meditación practica alguna forma de chakra. Se anima a la meditación con chakras como una forma de escuchar a nuestro interior y entrar en nuestro subconsciente. Es una forma de equilibrar los que están desequilibrados.

La psicología de los chakras es ahora una práctica común. Hay mucha gente que vive en occidente que la pone en práctica, igual que los sistemas ayurvédicos y de medicina china. Lo mejor de esto es que no necesita un instructor para desbloquear y equilibrarlo, pero tiene que poner en práctica medidas cautelares y de seguridad.

Mientras que no está tan bien establecida en occidente como en otras partes del mundo como India, la gente empieza a darse cuenta de los beneficios de la salud mental y emocional, conciencia de sí mismo y espiritualidad. Por eso cada vez más gente empieza a practicarlo cada día.

El concepto de chakra tiene un largo linaje vinculado a prácticas espirituales complicadas. Las tradiciones espirituales más dominantes que usan chakras empezaron en India según muestran las tradiciones del yoga y del tantra del budismo e hinduismo.

En los años 800 a.C., las enseñanzas del yoga decían que la fuerza vital llamada *prana* fluye por caminos con el nombre de *nadis*. Se creía que estos caminos funcionaban en los puntos de unión como chakras.

Las prácticas con chakras se han enseñado en la tradición de la religión judía y hesicástica también. La tradición hesicástica usa una meditación que tiene características similares a las tradiciones tántricas y del yoga.

El inglés John Woodroffe, que trabajaba como abogado en India, llevó los chakras a Estados Unidos y Europa con escrituras del hinduismo que los describían.

Después, vendrían libros ingleses como *Nuclear Evolution, The Book of Color Healing* y *The Serpent Power*. Estos libros abrieron camino para que los chakras entraran en el sistema sanitario y la medicina alternativa de países occidentales.

Hoy en día, los chakras juegan un papel importante a la hora de diagnosticar las causas de muchos desequilibrios dentro del cuerpo, fomentando el bienestar psicológico y mental en nuestras vidas. Los sanadores y terapeutas han confirmado su existencia en el mundo psicológico occidental. A parte de usar este concepto dentro de su práctica, difunden su conocimiento y concienciación.

## Chakra raíz – Muladhara

Al chakra raíz también se le llama *muladhara*. Una definición sencilla sería "afianzar sus raíces". Este significado viene de separar la palabra muladhara en dos: *mula*, que significa "raíz" y *dhara*, que significa "afianzar o apoyar".

Este chakra es el primer chakra de la materia. Cuando usted equilibra este chakra, está creando unos cimientos sólidos para abrir el resto. Simplemente piense en poner los cimientos para una casa en la que vivirá durante el resto de su vida. Estos cimientos están incrustados en el suelo firme y le darán la estabilidad que necesita para crear una casa llena de alegría durante muchos años.

Este chakra es la base para la conciencia del cuerpo. La necesidad de este puede sentirse cuando la energía nos conecta al suelo. Por tanto, está relacionado con requisitos materiales, necesidades emocionales, sexualidad, fuerza física y supervivencia. En el mundo moderno, este chakra básicamente se traduce en seguridad emocional y financiera.

Este chakra nos aporta esta seguridad, no tanto por cómo nos sentimos en este preciso momento, sino más bien cómo de seguro se sentía de niño. el psicólogo Erik Erickson, en sus etapas del desarrollo, defiende que la primera etapa es la de la confianza y la desconfianza, relacionándola con el desarrollo de este chakra. Por ejemplo, esta etapa sería de confianza si de niño recibía constantemente todo aquello que necesitaba de sus cuidadores. Por tanto, se sentía seguro. Usted pensaba que el mundo era un lugar donde se podían satisfacer sus necesidades básicas. En cambio, si sus cuidadores no le proporcionaban lo que necesitaba o lo hacían tarde o inconsistentemente, surgía la desconfianza, desembocando en un chakra raíz bloqueado.

Al fijarnos en las emociones, este chakra se enfoca en sentimientos primarios, y el enfoque espiritual está basado en la compasión y ser capaz de sentir la energía. Su color es el rojo y se ubica en la base de la columna.

Cuando esté equilibrado, se sentirá realizado y experimentará una energía estable y vibrante. Esto está relacionado con las necesidades de seguridad, refugio y dinero.

Habrá veces que este chakra esté desequilibrado, y esto traerá consecuencias. La energía excesiva en su raíz podría resultar en inestabilidad emocional como la ansiedad.

A nivel físico, puede que tenga problemas de próstata si es hombre. Tanto hombres como mujeres pueden sufrir de dolor de cadera, problemas de lumbares, estreñimiento y aletargamiento. También podrían aparecer otros problemas negativos como diarrea y miedo si este chakra no se activa.

Sus niveles de energía también sufrirán. Experimentará baja autoestima, irritabilidad, fatiga inexplicable y soñará despierto. Para equilibrarlo, la mejor postura de yoga es mula bandha, una postura muy fácil.

# Chakra sacro – Svadhishana

Una definición sencilla del chakra sacro es *svadhishana*. Puede dividirse en dos palabras *sva*, que significa "propio" y *adhishana* que significa "residencia o vivienda".

Este chakra retrata la conciencia de nuestra emociones. Está relacionado con la imaginación, sentimientos, pasiones y emociones. Espiritualmente, nos permite expresar compasión y reaccionar por los sentimientos de las otras personas.

Este chakra es necesario en cuanto a nuestra sexualidad y creatividad. Puede realzar las energías creativas que nos llevan a disfrutar nuestra vida y nos motiva para disfrutar nuestros esfuerzos y mimarnos con actividades que nos dan placer como el sexo. El color de este chakra es el naranja y se puede encontrar entre hueso del pubis y el ombligo; rodea el plexo hipogástrico y la región genital. El elemento de este chakra es el agua y equivale a la cohesión y su energía es lunar, pasiva y femenina.

Los humanos tienen una capacidad innata de crear. Siempre que cultiva plantas, cocina o hace repostería, usted está creando. Usted crea cuando encuentra nuevas soluciones a problemas antiguos. Siempre que toma materiales, ya sean mentales o físicos, y los transforma en cosas nuevas, está usando energía creativa.

El principal problema de ser creativo es que, a medida que nos hacemos mayores, se nos desalienta a ser creativos. Esto se puede ver incluso durante nuestros años formativos. Una vez hemos superado la fase donde cortar papel, pintar y colorear está aceptado, tenemos que amoldarnos a ser menos creativos, nos tenemos que adaptar, seguir las reglas, y aprender a encajar en la sociedad. Podemos perder fácilmente nuestra energía creativa y nuestras ideas durante este proceso, ya que, como adultos, nos acostumbramos a hacer lo que es correcto, las últimas tendencias, o lo que otra gente piensa que es aceptable. Si nos piden que inventemos algo nuevo, nos cuesta bastante hacerlo.

Tener creatividad, sensualidad, alegría y felicidad en nuestras vidas indica que este chakra está equilibrado. Si no está equilibrado, puede padecer de inquietud, desequilibrio hormonal, obesidad, hipersensibilidad y adicción. La adicción se hace presente cuando una persona disfruta de cosas que no pueden alimentar su salud o alma.

Si el chakra no está activo, se sentirá inseguro, culpable o temeroso, pero, si experimenta inactividad, puede que sufra de una falta de poder creativo o pasión, deseo sexual reducido, impotencia o depresión.

¿Cómo podemos equilibrar este chakra? Hay varias formas. Empiece por rodearse por completo de cosas naranjas. Llévelo puesto, póngalo en su oficina o en su casa para calmar sus sentimientos y activar su creatividad al mismo tiempo. También puede probar posiciones de yoga como *natarajasana* y *balasana*.

# Chakra plexo solar – Manipura

Al chakra plexo solar también se le llama *manipura*. Puede dividirse en dos palabras: *mani*, que significa "enjoyar" y *pura*, que significa "ciudad". Este chakra mejora la conciencia de nuestros cuerpos mentales.

Nos puede conectar a elementos individuales como la expresión individual, la imagen que tenemos de nosotros mismos, nuestras mentes conscientes y el poder personal. Emocionalmente, puede concentrarse en sentimientos relacionados con la autoestima, la duda y el miedo. Espiritualmente, puede enfocarse en información mental y empoderamiento.

La responsabilidad de este chakra es el poder personal y la identidad. Tiene el color amarillo y se ubica en el ombligo. Si está equilibrado puede mejorar nuestra autoestima, fuerza de voluntad, coraje y fuerza.

A veces este chakra estará inactivo o hiperactivo. Si está hiperactivo, tendrá mucha energía que puede venir acompañada por sentimientos de ansias de poder y querer controlar todo.

Estar tímido, sentirse inseguro e indeciso indica que este chakra está inactivo. Cuando este chakra no está activo o completamente agotado, nos encontramos con fatiga crónica, mala digestión e impotencia. Se puede sanar este chakra haciendo la pose de yoga del guerrero invertido o meditando mientras sostiene una piedra amarilla.

## Chakra corazón – Anahata

Al chakra corazón también se le llama *anahata*. Anahata significa "invicto". Este nombre representa un lugar espiritual y puro que yace bajo todos los agravios y sufrimientos pasados, pero donde no puede residir el dolor. Este chakra se ubica en el centro de su pecho, justo por encima de su corazón. También incluyen el pecho, los pulmones, la glándula timo y el plexo cardiaco. En este área, lo físico y lo espiritual se encuentran. Si el dicho "el amor mueve el mundo" es verdad, entonces sería este chakra el que hace que el amor mueva el mundo.

El corazón vincula nuestros aspectos físicos y espirituales de nuestra vida. Emocionalmente, este chakra se centra en los sentimientos relacionados con el amor y nos conecta con lo espiritualmente divino.

Su color es el verde. Si está en equilibrio, verá que es fácil recibir y dar amor, experimentar aceptación y sentirse en paz. Si por el contrario este chakra está hiperactivo, puede que tenga sentimientos negativos como celos, codependencia o falta de empatía.

A la mayoría de la gente le gusta quejarse y aferrarse a ello, por ejemplo, si le han hecho daño sus seres queridos, compañeros de clase, hermanos o padres. Puede que usted se sienta identificado con esto, ya que es imposible evitar por completo situaciones en las que puede que le hagan daño. Por el contrario, puede que usted haya pensado hacer daño a estas personas como venganza. Esto no es vivir según el anahata. Una persona que daña a otra está llena de odio, ignorancia o miedo. Todos estos casos representan un chakra corazón que está cerrado.

Si siente dolor por su presente o pasado, puede elegir sentirlo, dejarlo ir o aferrarse a ello. Si puede dejarlo marchar, será capaz de abrir su corazón a nuevas experiencias y gente con comprensión, amor y compasión. Aferrarse al dolor atraerá sentimientos negativos y le aislará de oportunidades para servir y amar a otros. Es fácil dejar pasar las cosas, lo único que tiene que hacer es decidir hacerlo. Puede que su ego y mente intenten decirle lo contrario, pero realmente es tan simple como dejarlo pasar y seguir adelante.

Puede que haya otros sentimientos negativos si el chakra está inactivo: intolerancia, amargura, soledad, timidez y problemas de circulación. Para sanar este chakra, puede probar las poses de yoga de cachorro y esfinge.

Mientras medita, rodéese del color verde y salga y disfrute de lo que la madre naturaleza le ofrece.

Como este chakra está relacionado con el aire, es importante que usted respire mucho aire fresco y lo aprecie verdaderamente, ya que le tranquilizará.

# Chakra garganta – Vishuddha

Al chakra garganta también se le llama *vishuddha*. Vishuddha simplemente significa "purificar". Este es el primero de los tres chakras espirituales. Este chakra puede mejorar sus habilidades comunicativas. Le deja hablar con franqueza sin preocuparse de lo que pensarán los demás. Este chakra le hace más asertivo y con mayor presencia cuando habla. Puede ayudarle artísticamente, ya que le facilita expresar sus emociones, especialmente aquellas que usan la autorresponsaibilidad.

Este chakra supervisa la verdad, las palabras y la comunicación. Tiene el color azul y se ubica en la garganta, pero también controla las regiones de la laringe, lengua, boca, cuello, mandíbula, paratiroides y tiroides. El elemento que corresponde a este chakra es el espacio o éter, y su sentido es el oído.

Este chakra es importante para el bienestar emocional y la comunicación. Si está alineado, será capaz de comunicarse fácilmente: podrá decir lo que piensa sin preocuparse y será capaz de hacer buenas presentaciones. La verdadera expresión no surgirá de forma sencilla. Hay una línea fina entre decir lo que piensa y ser diplomático. Es fácil decir simplemente lo que otros quieren oír en vez de decir la verdad o puede que tenga miedo de no ser aceptado o de ser juzgado por otros, y esto podría entorpecer su verdadera expresión.

Tómese diez minutos y cierre los ojos. Vea el color azul yendo desde su garganta a su boca. Mire cómo este fuego azul sana sus cuerdas vocales.

Si el chakra no está alineado, puede que tenga pánico a hablar, esté ronco o le duela la garganta. Si no está activado, puede que sufra depresión u otras emociones negativas.

Si está inactivo, puede sufrir hipotiroidismo, afonía, o incapacidad para expresarse. Si, por el contrario, el chakra está hiperactivo, podría padecer hipertiroidismo, hablar a gritos, hablar demasiado, criticar o chismorrear. En todos estos casos, para sanar y equilibrar su garganta puede usar la pose de yoga del arado.

## Chakra tercer ojo – Ajna

Al chakra tercer ojo también se le llama *ajna*. Ajna significa "saber" y es el centro para acceder a su ser superior, la telepatía, el conocimiento, la inspiración y la visión de futuro.

Este chakra proporciona mejor conocimiento espiritual y conciencia de sí mismo. Si está equilibrado, tomará muy buenas decisiones, tendrá sabiduría y entenderá todos los asuntos espirituales.

El tercer ojo controla dos respuestas emocionales: percepción e intuición. Si está alineado, tendrá más intuición, será capaz de ver dentro de la mente de la gente y también el futuro.

Este es el chakra más famoso de los siete, su color es el añil y se ubica en medio de la frente, entre las dos cejas. Si está alineado, tendrá visualizaciones, recuerdos de sueños, será creativo e intuitivo.

Experimentamos el mundo a través de los cinco sentidos. Antes de nacer, podía oír ruidos como el latido y la voz de su madre y los ruidos atenuados del exterior. Percibía el gusto, el tacto, e incluso podía ver algo de luz. Desde el momento de su nacimiento, usted ha asociado las experiencias a lo que ha percibido con sus sentidos confiando en lo que oía, veía, tocaba, olía y saboreaba. La percepción sensorial es maravillosa al experimentar el mundo, pero puede limitarle cuando intenta expandir su percepción.

Hubo un tiempo en el que necesitaba confiar en su conocimiento e intuición interna. Antes de que tuviéramos tecnología moderna, teníamos que depender de las señales del mundo a nuestro alrededor y nuestros instintos primarios para ayudar a guiarnos. Las ardillas saben cuándo reunir comida y los pájaros saben cuándo viene un huracán. Los humanos también intuimos pero hemos perdido nuestro contacto con estas señales al igual que nuestra habilidad para confiar en ellas.

Si este chakra está hiperactivo, no podrá concentrarse, tendrá pesadillas y dolores de cabeza. Si está inactivo, no será capaz de visualizar o imaginar.

# Chakra corona – Sahaswara

Este chakra controla la iluminación y la comprensión. Su color es el morado o puede ser transparente y se encuentra en la parte superior de la cabeza. Al corona se le ha llamado el chakra loto de los mil pétalos porque se alimenta, crece y emerge en aguas turbias, florece en lugares sin luminosidad y su belleza es única, ya que contrasta con el entorno en el que se encuentra, que es monótono y apagado. Por ello, el loto es un símbolo en el budismo e hinduismo.

Cuando usted es capaz de desplegar este séptimo chakra, saldrá de todos los límites de su cuerpo físico, su ego, su mente y su intelecto. Podrá sobrepasar el alma que le mantiene unido a Samsara, que es el ciclo cerrado del nacimiento y el renacimiento y será liberado del deseo. Una luz blanca rodeará su cuerpo y estará por encima de su oscuro entorno. Como el corona controla los pensamientos, disfrutará de iluminación, sabiduría, conexión universal y despertar espiritual.

Con este chakra, será capaz de deshacerse de todas las cosas negativas y se sentirá como si ni siquiera viviera en el mundo. Esta es la razón por la que todos los chakras tienen que estar alineados: para que cuando se sienta iluminado, el muladhara le siga afianzando.

Será capaz de entender por qué está usted aquí, perdonar a otros cuando le perjudican y entender mejor a las personas. Con este chakra, el aspecto infinito y finito del ser humano se unen. A esta experiencia se la ha descrito como "un despertar", "agotamiento del ego" o "iluminación".

Cuando este chakra está en equilibrio alcanzará la sabiduría y la paz. Si está hiperactivo, podría sentirse superior a otros y que sueñe despierto con frecuencia. En cambio, si está inactivo, puede que esté más escéptico y si no está activo, a lo mejor le cuesta pensar. Para sanar y volver a equilibrarlo, puede intentar hacer las poses de yoga de la rueda y el pino con la cabeza o probar terapia de cristales y afirmaciones positivas.

# Desarrollar los chakras

El mundo puede afectar a los chakras, y viceversa, ya que están hechos para trabajar juntos en armonía. El poder para equilibrarlos se encuentra dentro de usted y puede conseguirlo mediante cristales, sanación energética, nutrición, autoreflexión, yoga, meditación o entrando en un entorno de alta vibración observando sus emociones.

La mayoría de la gente que conoce los chakras pueden sentirlos y reconocer cuando un determinado chakra está desequilibrado. Si están equilibrados, nos sentiremos genial y nuestro cuerpo estará extremadamente sano. Ya que nuestros chakras están fuertemente vinculados con todos los aspectos de nuestra vida y, como todo está conectado, nuestras vidas se moverán en patrones que se corresponden con todos los chakras.

Vamos a explicar esta relación con más atención: tenemos un chakra que es dominante por un ciclo de siete años. Los primeros siete años están relacionados con el chakra raíz. Los siguientes siete años, de los 8 a los 14, están conectados con el sacro. En estos ciclos de siete años, además, pasamos de también por los siete chakras, uno cada año. Básicamente, el primer año de cada ciclo empieza con el raíz, sufriendo una necesidad de seguridad y miedo y el último año, por el contrario, está relacionado con el chakra corona y la espiritualidad.

Un año: El raíz está asociado con estar afianzado, la familia, la seguridad, nuestros instintos, pensamientos y acciones. En este momento de la vida estamos experimentando cosas por primera vez, nos estamos familiarizando con nuestro planeta y nos da miedo todo, incluso nuestros sentimientos.

Dos años: A esta edad, seguimos en el ciclo del chakra raíz, pero empezamos a centrarnos en los elementos de la Tierra y a desarrollar sentimientos porque estamos ligados al chakra sacro. Este chakra está vinculado, como hemos comentado anteriormente, a las emociones, la creatividad y la sexualidad. Desarrollamos vínculos fuertes con la gente a la que queremos, y desarrollamos aversiones y gustos.

Tres años: Seguimos en el chakra raíz, pero estamos ahora conectados con el plexo solar. Este chakra es nuestra presencia del "yo soy", es nuestro sentido del yo y empezamos a entender cómo funcionamos con el mundo. A esta edad, comenzamos a entender nuestro ser y nuestra relación con otros y además a observar verdaderamente el mundo.

Cuatro años: Todavía estamos en el raíz pero entramos en el corazón. Este chakra está relacionado con las conexiones y el amor con otros y con nosotros mismos. Si está desequilibrado, el corazón puede volverse arrogante y temeroso de amor pero si está equilibrado, deja que el amor brille con luz propia. Todavía estamos intentando averiguar nuestra conexión con el mundo y familiarizándonos con este a medida que empezamos a expresar amor a amigos y familia. Cuando comenzamos prescolar nos volvemos más sociables.

Cinco años: Seguimos en el ciclo raíz pero ejerce su presencia el garganta. Este chakra trata sobre la expresión propia y la comunicación y también desarrollamos las habilidades de hablar y escuchar. Empezamos el colegio y comenzamos a hablar mejor y más.

Seis años: Permanecemos en el chakra raíz pero estamos entrando en el chakra tercer ojo, que se centra en el pensamiento crítico, la glándula pineal y la intuición. A esta edad, pensamos más por nosotros mismos y podemos comunicarnos con los demás sobre temas que conocemos, ya que empezamos a entenderlos mejor.

Siete años: Entramos en la última etapa del ciclo raíz con el chakra corona. Este chakra nos conecta espiritualmente con el mundo y liga nuestra conciencia a un todo. Empezamos a desarrollar una curiosidad por nuestro mundo, especialmente los misterios del universo y lo desconocido.

Puede ver fácilmente que este ciclo de siete años tiene una temática. De las edades comprendidas entre uno y siete, el chakra raíz gobierna a todas pero cada año se añade un chakra, siguiendo un orden ascendente. Como ya entiende cómo funciona en general, resumiremos los siguientes ciclos en relación con las etapas de desarrollo.

De los 8 a los 14 años: Entramos en el chakra sacro durante estas edades. Como hemos mencionado antes, este chakra está vinculado con sentir y expresar emociones, la creatividad y la energía sexual. Las chicas tendrán su primera menstruación en este momento. Ambos sexos vivirán y empezarán a entender su sexualidad y la reproducción y se enamorarán por primera vez. Será durante este ciclo cuando la mayoría de los jóvenes tendrán su primera relación y entenderán lo que ambos sexos representan.

De los 15 a los 21 años: Este ciclo está regido por el chakra plexo solar, donde reside nuestro sentido del yo, y entendemos cómo somos como personas y almas. Muchos jóvenes se angustian y se vuelven más introspectivos o egoístas a medida que descubren quiénes son, especialmente cuando empiezan a ver objetivamente quiénes son en relación con otros y la forma en la que sus personalidades afectan perspectivas y relaciones. La gente tiene sueños y esperanzas muy fuertes durante este periodo de sus vidas porque entienden lo que quieren en la vida y cuál es su propósito en este mundo.

De los 22 a los 28 años: Entramos en el chakra corazón, que está gobernado por el amor hacia otros y nosotros mismos. La mayoría de la gente encuentra a su pareja en este ciclo porque la sociedad presiona a los jóvenes para que se casen. También desarrollarán un mayor amor por sí mismos y lo aplicarán externamente en sus relaciones y para apreciar a la gente y a la vida. La mayoría empezará a pensar en lo que quieren hacer para dejar su marca en el mundo porque han aprendido a apreciar la Tierra y a todos los que viven en ella.

De los 29 a los 35 años: Este ciclo representa el chakra garganta. Este chakra está encargado de nuestras habilidades comunicativas y de expresión. Durante esta etapa, la mayoría de la gente encuentra su voz y está cómoda con la persona en la que se ha convertido, lo que les permite expresarse abierta y libremente. En este momento también encontrarán el propósito de su vida o lo refinarán, ya que han desarrollado una mayor habilidad para comunicar exactamente lo que quieren.

De los 36 a los 42 años: En este ciclo vital, entramos en el chakra tercer ojo. Este ciclo versa sobre sintetizar información, la sabiduría y la intuición. Mucha gente tendrá epifanías o entenderá el conocimiento que ha aprendido en su vida hasta ese momento y sabrá cómo usar esta información eficientemente. Si su tercer ojo no está equilibrado, algunos se sumergirán en sus creencias y dejarán que gobiernen sus vidas durante este tiempo.

De los 36 a los 42 años: El chakra corona reina en este ciclo, relacionado con las conexiones espirituales, la conciencia colectiva y el despertar espiritual. En este ciclo vital puede que una persona se interese especialmente en la espiritualidad y la interconectividad y anhele entender el universo y el conocimiento, lo que a menudo se transforma en una verdadera *crisis de mediana edad*. Si tenemos el chakra corona bloqueado durante este periodo empezaremos a temer a la muerte.

# Equilibrar los Chakras

Cuando alguien habla sobre equilibrar chakras, en realidad están hablando de varios significados y técnicas. Una definición sencilla de equilibrar chakras es un proceso donde la energía del chakra se lleva a un estado armonioso y de buen funcionamiento.

Equilibrarlos es solo una parte de todo el sistema: cada chakra necesita ser capaz de funcionar como un todo. Si se toma el tiempo para ver cómo funcionan los chakras, podemos ver que tienen una fuerza que les conecta con cada uno e interactúan entre ellos con energía. Esto significa que cuando equilibramos nuestros chakras, es muy importante no solo pensar en cada uno individualmente, sino también en los centros colindantes y la energía que fluye por todo el sistema.

## 7 señales de que sus chakras están desequilibrados

1. Problemas de peso

Los chakras afectados serán el sacro, plexo solar y raíz. Se considera que la mayoría de los problemas de peso están causados por el estilo de vida, la dieta o el comportamiento, pero una causa que la mayoría de la gente no considera es no estar afianzado. Si no nos sentimos seguros con los pies en la tierra, hay un problema con el chakra raíz. Si está equilibrado, nos sentiremos conectados con la naturaleza, de manera que podremos afrontar cualquier cosa en la vida porque nos sentiremos seguros, ya que todas nuestras necesidades básicas están satisfechas. La mayoría de nosotros engordamos para sentirnos afianzados.

Puede que usemos el peso como un amortiguador entre el mundo y nosotros cuando nuestra autoestima se resiente o nos sentimos intimidados o atacados. Si este es el caso, nuestro chakra plexo solar puede estar desequilibrado. Además, el plexo solar es nuestro centro de poder, por eso nos ayuda con la confianza, la autoestima y el control.

A veces tenemos problemas sintiendo placer y conectando con nuestras emociones. Si reprimimos sentimientos sobre lo que está pasando a nuestro alrededor y dentro de nosotros y no procesamos las emociones surgidas de nuestros sentimientos sobre la supervivencia y la autoestima, no disfrutaremos de la comida y nuestro chakra sacro se desequilibrará.

Si tiene un problema severo con un bajo peso corporal, un miedo intenso a engordar y la percepción de su peso está distorsionada, puede que le hayan diagnosticado anorexia. La gente que sufre anorexia restringe drásticamente la cantidad de alimentos que ingiere. La bulimia, en cambio, es cuando alguien come muchas cantidades de comida y después se toma un laxante, fuerza el vómito o se ejercita en exceso. Ambos trastornos juzgan duramente el aspecto de esta persona porque piensa que tiene que estar extremadamente delgada para ser digna. Los individuos pueden tener problemas controlando la imagen que tienen de sí mismos porque piensan que tienen defectos físicos. Ambos trastornos están causados por un plexo solar desequilibrado.

2. Trastornos mentales

Ansiedad: Todos los chakras pueden estar afectados. Todo depende del tipo de ansiedad que está sufriendo. La ansiedad es parte de nuestra vida diaria pero cuando nos preocupamos intensa, persistente o excesivamente, controlando nuestro día a día, nos debilita completamente. Si usted sufre ansiedad, podría convertirse en terror o miedo en apenas unos minutos y, por tanto, convertir la ansiedad en ataque de pánico y arruinar nuestra calidad de vida.

Si el chakra corona está desequilibrado, puede que nos sintamos desconectados de un dios o dioses, el universo, la fuente o lo divino. Si nuestra ansiedad proviene de un desequilibro en el tercer ojo, nos sentiremos ansiosos sobre lo desconocido y no confiaremos en nuestra intuición. Si por el contrario le angustia decir lo que realmente siente, expresarse o comunicarse con otros, es su chakra garganta el que no está equilibrado. Si se siente intimidado o presionado para tener éxito, completamente sobrepasado por todo, o en medio de una lucha de poder en una relación, su plexo solar está desequilibrado. Si en cambio es su chakra sacro, sentirá vergüenza o culpa debido a emociones tan intensas que todavía no ha sido capaz de procesarlas por completo, tales como traumas pasados como el abuso sexual. Si estamos ansiosos sobre nuestra supervivencia en este mundo, como el dinero, el abrigo, la comida, etc., el chakra raíz no está equilibrado. Esto nos da la sensación de estar en un constante modo de supervivencia.

Depresión: Los chakras afectados son corazón y corona. La depresión ocurre por muchos motivos. A veces puede ser algo temporal y otras ser una presencia en nuestras vidas que nunca nos abandona. Para la gente que sufre depresión, puede ser debilitante y sentirse como una constante falta de esperanza, vacío o tristeza, o que no obtenga ningún placer de sus actividades diarias y sienta que no merece la pena vivir la vida. Es capaz de afectar al su sueño y al apetito, provocando que duerma mucho o nada e incluso piense en el suicidio o la muerte.

Cuando está deprimido, usted tiene una profunda sensación de soledad. Si se siente conectado con el mundo y el universo, el chakra corona está equilibrado y abierto. Si está enfadado con el universo respecto a su vida, esto demuestra que su energía no está en armonía y no está conectado consigo mismo y, por tanto, tiene un chakra corazón desequilibrado.

Ataques de pánico: Los chakras afectados son raíz, plexo solar y corazón. Los ataques de pánico suceden cuando nos sorprende una ansiedad repentina, discapacitante y aguda e, incluso, acompañada de sentimientos de fatalidad inminente, falta de aliento, temblores, agitación, sudor, aumento del ritmo cardíaco, fuertes latidos y palpitaciones. Estos ataques pueden suceder si no estamos conectados con nuestro chakra corazón y no escuchamos lo que nos está diciendo. El raíz se involucra cuando el miedo o pánico que tenemos está relacionado con la supervivencia. Si nuestro chakra corazón parece desconectado y estamos en un estado constante de miedo, seremos capaces de sentir físicamente el plexo solar, como si nos hubieran dado un puñetazo en el estómago, ya que nuestra autoestima y confianza viven aquí.

3. Cáncer

Todos los chakras se ven afectados por esta horrible enfermedad. El cáncer ocurre cuando se crean y dividen células anormales a ritmo incontrolable, infiltrando y destruyendo tejido bueno. Esto pasa a muchos niveles y los síntomas varían dependiendo de la parte del cuerpo afectada. Estos síntomas pueden incluir capas gruesas bajo la piel, bultos palpables, cambios en la piel, cambios de peso, fatiga y muchos otros. Los factores que podrían aumentar el riesgo de cáncer incluyen el medio ambiente, las condiciones de salud, la historia familiar, los hábitos y la edad, pero la Clínica Mayo ha declarado que la mayoría de los cánceres ocurren en gente que no tiene ningún factor de riesgo conocido. El cáncer podría ser el resultado de un profundo daño o resentimiento que ha sido negado, ignorado o no ha sido procesado y puede presentarse en emociones tóxicas, aflicción u odio que nos consume por dentro.

Se manifiestan en varios niveles debido a un desequilibrio en determinados chakras:

- Cánceres de esófago, laringe y tiroides: chakra garganta

- Cáncer de pulmón: chakras corazón y garganta

- Tumores cerebrales: chakra corona

- Cáncer de recto y próstata: chakras raíz y sacro

- Cánceres de recto, colon, útero, ovarios y cérvix: chakra sacro

- Cánceres de páncreas, intestinos, hígado y estómago: chakra plexo solar

- Cáncer de mama: chakra corazón

4. Dolores de cabeza

Los chakras afectados son los corazón y tercer ojo. Si le dan dolores de cabeza que no están causados por desequilibrios físicos, podría ser una indicación de que uno de los chakras está desequilibrado. Si tiene un dolor de cabeza en la frente con síntomas de presión detrás de los ojos o el seno nasal, esto es normalmente una falta de armonía en el tercer ojo.

Este tipo de dolor de cabeza puede indicar que se ha estado concentrando demasiado en su inteligencia y teme a su espiritualidad. Usted solo puede ver la realidad en la vida, y no confía en su intuición y está ignorando la sabiduría interna que usted posee. Si encuentra pistas, pero nunca actúa respecto a ellas, no está honrando la sabiduría del tercer ojo. Otros ejemplos serían sentir que tiene que ir tras nuevas oportunidades pero no hacerlo o presentir que una persona determinada está enferma y no está de humor para estar rodeada de personas con las que usted interactúa igualmente. Oponerse a estas intuiciones podría causar un desequilibrio y discordia con su chakra tercer ojo.

Si tiene un dolor de cabeza en el centro de la parte superior de la cabeza, puede ser debido a un desequilibrio en el chakra corona. Esto sería un síntoma de que le está costando confiar en su senda vital, o ver el plan global, o incluso encontrar la fe en usted mismo y su conexión con lo divino o, por otro lado, que se sienta insatisfecho y solo.

5. Problemas reproductivos

Infertilidad: Los chakras afectados por esto serían los chakras plexo solar, raíz y sacro. Si una mujer no puede tener un hijo después de muchos intentos durante más de un año, a esto se le llama infertilidad. A pesar de que muchas personas la sufrirán, las mujeres acabarán frustradas y tendrán miedo debido al estrés y, posiblemente, vergüenza. El chakra sacro es el afectado porque está asociado con los genitales y el útero y porque es la base de todas las emociones. La mayoría de la gente que lidia con la infertilidad también sufre muchas emociones serias. Les hace preguntarse, "¿estoy tomando la decisión correcta?" "¿Acaso quiero tener un hijo?" "¿Tengo a la pareja correcta?" "Puede que incluso no sea un buen padre/madre" "¿Cómo va a cambiar esto mi vida?"

Hay varias causas físicas, como tener alta la hormona folicoestimulante, ausencia de menstruación, bajo recuento de esperma, óvulos de baja calidad entre otras. La mayor parte del tiempo, resulta un proceso muy estresante para la gente que está intentando concebir. Para estas personas, se puede desarrollar una dificultad añadida si están intentando formar una familia y no están recibiendo apoyo alguno de su pareja, provocando problemas familiares e involucrando, por tanto, al chakra raíz también. Formar una nueva vida es un proceso complicado para la autoestima de una persona, puede hacerles sentir indefensos o que se preocupen de pasarle rasgos poco deseables a sus hijos y esto se convierte en un problema del plexo solar, ya que este es nuestro centro de poder.

Fibromas y quistes uterinos: El chakra afectado es el sacro. La Clínica Mayo indica que los fibromas uterinos son bultos no cancerígenos en el útero que normalmente surgen durante los años de maternidad. Los quistes son sacos llenos de fluidos ubicados en los ovarios. Es común que las mujeres sufran fibromas uterinos alguna vez en sus vidas. La mayoría de las veces no causan síntomas, pero otras, crecen hasta un tamaño importante, provocando dolor durante la menstruación, al evacuar o digiriendo comida e incluso causar problemas al respirar.

Si hay un crecimiento dentro del útero, puede ser una señal de que el chakra sacro no está equilibrado. Hay un bloqueo real en el área reproductiva y la energía le está diciendo que hay un flujo de energía bloqueado dentro. Puede que se esté aferrando a pensamientos, sentimientos o emociones tóxicas, negativas o viejas que están intentando llevar su energía a callejones sin salida, como relaciones o empleos que se le hacen pequeños o conflictos con sus relaciones, reproducción, abundancia o creatividad.

6. Dolor de articulaciones

Dolor de cadera: Si tiene problemas con sus caderas que no están causados por ningún trauma físico, normalmente hay un problema en el chakra sacro. Nuestras caderas se aferran a muchas emociones no expresadas, que no se han digerido y que seguimos evitando. Ya que el sacro es la base de nuestras emociones, podríamos causar un desequilibrio si no honramos nuestro sentimiento.

Dolor de piernas: Los chakras afectados serán los chakras plexo solar y raíz. El dolor de pierna puede simbolizar una resistencia a avanzar en la vida y se manifiesta en conductas autodestructivas basadas en el miedo, por ejemplo, un miedo a fracasar o miedo de que no podamos conseguir lo que queremos. Si este es el caso, el chakra raíz podría estar conectado con el chakra plexo solar y ambos están desequilibrados, aunque es principalmente un problema de su raíz por el miedo relacionado con las necesidades básicas como ropa, agua, comida, vivienda o facturas.

Dolor de cuello: El chakra afectado aquí es la garganta. Si el dolor de cuello no ha sido provocado por un trauma físico, entonces podría ser que el chakra garganta está desequilibrado debido a la forma en la que está interactuando con el mundo: si no se expresa de forma abierta y honesta o si intenta esconder determinadas partes de su ser, como inseguridades o miedos. Hay muchas razones por las que se reprime, pero el resultado final es siempre el mismo: dolor de cuello.

Ciática: Los chakras afectados por esto son el sacro y raíz. La ciática es un dolor que va desde la parte inferior de la espalda a través de las caderas, las posaderas y abajo por cada pierna. Si no está causada por un trauma, el dolor de la ciática podría suponer que el chakra raíz está desequilibrado. Este chakra afronta problemas relacionados con su ser y su supervivencia. Si un problema primordial aparece en su vida, como temer que le arrebaten sus necesidades básicas, dudar si podrá mantener a sus hijos, pagar las facturas o incluso comer hoy, esto significa que su chakra raíz está desequilibrado. La ciática normalmente simboliza su miedo al futuro y el dinero. A veces, si le duele la ciática, realmente significa que no se siente seguro.

Dolor de espalda: Si tiene dolor en cualquier lugar de la espalda que no fue causado por un trauma físico, es un síntoma de la salud de su chakra. La intensidad podría variar desde un dolor sordo que tensa su espalda a un dolor intenso y agudo que obstaculiza su rango de movimientos.

- Parte superior de la espalda: Los chakras afectados son corazón y garganta. Si no dice la verdad o si está sufriendo un desamor, falta de amor hacia usted mismo o problemas para amar a otros, la tensión se manifestaría como dolor o tensión en la parte superior de la espalda. Lo mismo ocurriría si siente como si estuviera reteniendo amor, no se siente querido o sin apoyo.

- Parte central de la espalda: Los chakras afectados son los chakras plexo solar y corazón. Las causas más comunes son problemas de amor, aferrarse al dolor del pasado, que cuestionen nuestro poder, o no sentirse amados. Esto causa dolor físico en esta región si se queda atascado en estos sentimientos del pasado y se llena de culpabilidad sobre cosas que dijo o hizo.

• Parte inferior de la espalda: Los chakras afectados son los chakras raíz y sacro. Si se siente amenazado respecto a sus expresiones creativas, relaciones o abundancia, puede que sienta dolor y tensión en la parte baja de la espalda. Reprimir estas emociones, o simplemente no procesarlas estarían ligadas con el raíz, mientras que tener problemas relacionados con la supervivencia y satisfacer sus necesidades básicas estaría más vinculado al sacro.

7. Asma o alergias

El chakra afectado es el corazón. Si sufre de vías aéreas estrechas y produce exceso de mucosidad, podría provocar falta de aliento, jadeos y tos. Si tiene alergias, su sistema inmune creará anticuerpos que reconocen que cierto alérgeno es dañino, incluso aunque no lo sea. Ambas condiciones causan problemas en la vida diaria, siendo a veces provocadas por un sistema inmune comprometido y pueden causar inflamación de su sistema digestivo, seno nasal, vías respiratorias o piel. Ya que estas están en el chakra corazón, estas reacciones podrían suponer que no está equilibrado, especialmente si tiene problemas con la compasión, amor, desamor o pena.

# 10 beneficios de sanar sus chakras

Si sus chakras están alineados, usted sentirá todos los efectos positivos externa e internamente. Puede que también vea algunos efectos en su casa, colegio y trabajo, así como en otros lugares. Si se encuentra de la mejor forma posible, va a ser feliz y tener fe, será más productivo y creerá en usted mismo.

Sus chakras tienen que ser sanados de vez en cuando y para ello, necesita repasar su vida y averiguar si le falta algo. Una vez descubre cómo notar un chakra bloqueado, se encontrará en una perpetua búsqueda de chakras que limpiar para que usted sea capaz de disfrutar de la mejor salud posible.

1. Aceptación y confianza en sí mismo

Tener chakras sanos le proporcionará una sensación de aceptación, confianza y amor en sí mismo. Si confía en usted mismo, puede expresarse más fácilmente y no será tan difícil para usted comunicarse con otros.

La autoaceptación viene de la autorealización. Esto se consigue con chakras sanos y equilibrados. Si puede sentirse realizado, puede aceptar sus debilidades y fortalezas y dejar de sentirse intimidado por sus debilidades; será capaz de trabajar en ellas y después convertirlas en un arma a su favor.

2. Tener acceso a su sabiduría interior

Tener chakras sanos y equilibrados le ayuda a conectar con un ser superior desde el que ver su yo interior. Una vez se conozca dentro y fuera, sus niveles de conciencia de sí mismo aumentarán para poder entender sus debilidades y fortalezas mejor.

Una fortaleza a la que podrá acceder es la sabiduría interior que le guía para vivir una vida con impacto y significado.

3. Mejor conexión con su espíritu

Cuando desbloquee su propio chakra corazón, tendrá una conexión más fuerte con su fuente divina. Una vez la comprenda y establezca una gran conexión con esta, será capaz de comunicar y renunciar a todos sus problemas y esto le dará paz.

El chakra asociado con su aspecto espiritual es su corona y, si está bien equilibrado, podría otorgarle una gran iluminación espiritual. Encontrará que equilibrar su yin y yang será muy fácil. Según Osho, el gurú spiritual indio: "Estará en el mundo, pero no será de este".

4. Mejor expresión

Si tiene el chakra garganta bloqueado, es realmente difícil expresarse. Un único chakra bloqueado afecta el flujo de energía al resto y esto afectará a todo su sistema.

Será capaz de expresarse fácilmente si tiene chakras sanos y esto resultará en mejores relaciones, más alegría en su vida, autoaceptación y autoestima.

## 5. Reduce la ansiedad y el estrés

La energía negativa acumulada en nuestros cuerpos se manifiesta como depresión, ira, miedo, ansiedad y estrés. Todas estas tienen consecuencias negativas en nuestra salud. Para sanar sus chakras le recomendamos visualización y meditación. Esto ayuda a relajarse y calmarse y reduce sus posibilidades de acabar deprimido, ansioso o estresado.

## 6. Pérdida de peso

Tener chakras poco saludables puede provocar estrés y baja autoestima y conducir a un estilo de vida nada saludable que puede acabar en obesidad y engordar en muchos casos.

Cuando los chakras están equilibrados y sanos, se mantienen alejadas estas emociones y reducen las probabilidades de vivir una vida poco saludable. Se utilizan varias poses de yoga para sanar chakras bloqueados, dejar que la energía fluya por el cuerpo y ayudar a deshacerse de algo de peso.

## 7. Dormir mejor

Cuando tiene chakras bloqueados, tiene energía estancada en su cuerpo, lo que provoca insomnio. La mejor forma de sanar un chakra bloqueado es a través de la meditación y, además, le ayudará a dormirse más fácilmente y a dormir mejor en general.

## 8. Autorealización

Tener chakras sanos le hará darse cuenta de quién es y entender su verdadero propósito. Una vez comprenda sus razones para vivir, será capaz de concentrarse en las cosas que importan y cambiar su concentración, olvidándose de las cosas que no añaden valor a su vida o a la de otros. Cuando sabe quién es, está en camino para tener lo mejor en la vida.

9. Pasión por la vida

Cuando conecta con el reino de lo espiritual, puede ver el verdadero propósito y significado de la vida. Esto aumenta su entusiasmo por la vida, ya que se ha convertido en una persona dirigida por un propósito, una que sabe por qué está viva y que cuenta con pasiones para alcanzar sus metas. Le convierte en una persona que la gente quiere a su alrededor y compartir su viaje con usted.

10. Liberar energía nociva de formas saludables

Cuando sus chakras están desequilibrados, alberga mucha energía negativa dentro de usted. No tiene por qué ser así, ya que sanar sus chakras le puede ayudar a purgar todas sus emociones negativas. Esta energía se puede manifestar como vergüenza, culpa, miedo o ira. Cuando tiene las ruedas de energía girando en equilibrio, no puede haber ninguna energía negativa o estancada atrapada en su interior, ya que se purga para hacer hueco a toda la energía positiva.

Eso no significa que la vida se vuelva más fácil. Significa que incluso en los momentos más duros de la vida, usted no se la estará complicando todavía más. Por citar un viejo proverbio: "No se vuelve más fácil, simplemente usted mejora".

# 14 mitos sobre los chakras

Como con todo en este mundo, se crean mitos cuando la gente no se toma el tiempo de aprender cosas nuevas. Circulan mitos sobre los chakras, cómo funcionan, sus tendencias fisiológicas, psicológicas y emocionales y cómo ayudan a determinar el bienestar de una persona.

Tiene que estar al tanto de todas las verdades y mitos sobre los chakras antes de intentar equilibrar o abrirlos en serio.

1. No hay ningún chakra.

Hay muchas historias que defienden que los chakras no existen, pero hay muchos lugares en el mundo que tienen sus propia relevancia y pruebas de que los chakras sí que existen. Los siete chakras simbolizan los centros de nervios o energía presentes dentro de cada cuerpo humano. La energía o prana fluye a lo largo del cuerpo a través de las *nadis*, tres canales similares a los cables eléctricos que toman la energía del centro de electricidad y la suministran al cuerpo entero. Los tres canales, o nadis, son *ida*, *pingala* y *sushumna*.

2. Abrir los chakras es fácil.

Puede que encuentre un montón de literatura por ahí sobre cómo abrir sus chakras para sanarse y deshacerse de todos los problemas que pueda tener en la vida, ya sean emocionales o físicos. Abrir sus chakras no es tan fácil como aseguran los libros, ya que requiere un giro y cambio de la consciencia, conseguido solo tras muchos años de meditación. No es posible abrir sus chakras simplemente haciendo poses de yoga ni a través de un proceso emocional.

3. Tener los chakras equilibrados claramente mejorará su salud.

Esta es una enorme confusión. Equilibrar sus chakras *puede* mejorar su salud. Lo sanos que estén depende de sus condiciones psicológicas, fisiológicas, emocionales, mentales y físicas. Si no trabaja en estos problemas, sus chakras no girarán ni cambiarán, y sus condiciones nunca mejorarán.

4. Los chakras tienen que estar perfectos y equilibrados todo el tiempo.

Si ha oído decir a alguien que los chakras tienen que estar perfectos y equilibrados todo el tiempo, viven en su propio mundo. En el mundo real, nada es perfecto y todas las cosas tienen imperfecciones. Nuestro mundo es impredecible y cambia constantemente y así es como se comportan los chakras. Cambian constantemente también, reaccionan y son flexibles; se ajustan a los factores físicos y fisiológicos que nos afectan a diario.

Al cambiar a medida que sus estados emocionales y físicos cambian, tienen que ser normalizados y equilibrados para lidiar con la situación en la que se encuentran.

5. Los sanadores profesionales pueden equilibrar y abrir sus chakras en una sesión.

A la mayoría de la gente le gusta acudir a sanadores profesionales, como acupresionistas y sanadores reiki, para intentar sanar y equilibrar los chakras de una tacada. Este es un mito enorme que circula por el globo. Siempre llevará más de una sesión y más ayuda que la de un sanador profesional para abrir y equilibrar sus chakras. Es necesario que USTED quiera ser sanado para poder hacerlo.

Para ello, tiene que hacerse cargo de sus emociones y su cuerpo. Puede acudir a profesionales para sanar sus chakras, pero usted decide, no ellos, sanarse.

6. Hay siete chakras.

Muchas teorías afirman que solo hay siete chakras en nuestro cuerpo, pero en el texto del yoga se habla de muchos sistemas de chakra en el cuerpo. Algunos creen que hay hasta 12 chakras mientras otros piensan que hay más. A los principiantes se les enseña e informa sobre los siete más comunes.

7. Los chakras son sencillamente "cosas" que viven en nuestros cuerpos.

Los chakras no son cosas materiales. Una autopsia no va a revelar un hilo de diferentes lotos de colores colocados a lo largo del centro de nuestro torso. El *pensamiento posible* sugiere que un chakra es otro órgano como el bazo o el hígado, pero son canales de energía principales en un plano de consciencia que se manifiesta por funciones y experiencias psicosomáticas. Sirven como puntos focales para la espiritualidad y la meditación. Aquí hay varias definiciones:

- Estructuras abstractas con base intencionada

- Visualización en un cuerpo de yoga

- Consciencia giratoria en nuestros cuerpos

8. El principal propósito de los chakras es tratar enfermedades.

Según la literatura védica antigua, los chakras son ruedas y son los siete centros en el cuerpo. Si se abren, pueden desplegar reinos inesperados que son objetivo principal para aquellos que quieren ser uno con el universo.

La mayoría de lo que hace se hace hoy para equilibrar y abrir los chakras se usa para tratar el sufrimiento emocional y enfermedades físicas en vez de la consciencia o conocimiento de nuestro yo supremo.

Esto es lo que ha pasado con el yoga en nuestro mundo moderno. Al yoga se le ve como nada más que gimnasia, y hacer un par de *asanas* significa que se es un *yogui*. El objetivo final del yoga es encontrar la fuente divina o nuestra consciencia suprema logrando el *samadhi* mediante la meditación. Esto se ha olvidado y el verdadero propósito y objetivo del yoga ha sido eliminado.

9. Usted no puede controlar sus chakras.

Respecto a controlar sus chakras, puede aplicarse el dicho "donde hay voluntad, hay camino". El chakra plexo solar ayuda a fortalecer su deseo interior, su fuego y su voluntad. No importa qué problemas está afrontando, ya que puede aprovechar este poder y alcanzar cualquier meta que quiera conseguir. Lo mismo pasa con cada chakra en su cuerpo: le proporcionan energía para muchas tareas diferentes.

10. Solo debería preocuparse de los chakras superiores.

A menudo la gente solo se preocupa de los chakras superiores, que son garganta, tercer ojo y corona, responsables del crecimiento interior y espiritual, pero se olvidan que tienen que estar todos equilibrados, desde los inferiores hacia los superiores, para que el cuerpo y los chakras trabajen juntos.

El chakra corazón es responsable de equilibrar los chakras inferior y superior, por tanto, antes de intentar trabajar en el tercer ojo y corona, necesita trabajar en los inferiores.

El chakra raíz simboliza nuestra vida física. El sacro, nuestro centro emocional. El plexo solar simboliza nuestro centro de poder y si quiere tener éxito en la vida, necesita esforzarse para equilibrar sus chakras de abajo arriba. Empiece con el chakra raíz. Una vez haya trabajado en sus problemas físicos y emocionales y los tenga a raya, estará listo para concentrarse en su propósito principal en la vida. Ahora está preparado para equilibrar los chakras superiores.

11. Los sanadores pueden deshacerse de todos sus problemas e historia kármica.

Hay una ley de causa y efecto activa en el universo que es responsable de todo lo que pasa en el mundo. Pensar que alguien puede limpiar todas sus acciones (de esta y de las anteriores vidas) y su karma en unas cuantas sesiones, es completamente erróneo.

Se puede reducir la intensidad de su karma, y puede incrementar su fuerza de voluntad cuando equilibra su karma, pero nadie puede retirar toda su historia en unas sesiones de sanación.

Tenemos que pensar en estos puntos antes de avanzar en el camino para equilibrar nuestros chakras.

12. Los chakras son fuentes de energía.

Visualice un remolino. Un remolino no es únicamente agua inmóvil sino in vórtice de agua y este mismo principio se aplica a los chakras. No son fuentes de energía, sino lugares donde la energía se mueve y se recoge. Son bolas tridimensionales de energía giratoria que absorben y emiten energía del mundo. Para equilibrar y sanarlos, tenemos que acudir a fuentes externas como la energía pura del espíritu, la energía afianzadora de la Tierra o la energía canalizadora reiki.

13. ¿Cómo se pronuncia chakra de la forma más auténtica posible?

En castellano se pronuncia igual que se escribe: chakra o chacra. En la convencional traducción oficial del sánscrito, la "c" se pronuncia "ch", de manera que puede verlo escrito como "cakra", "chakra" o "chacra". No importa cómo se escriba, ya que en todos los casos se pronuncia "chakra".

14. El chakra sacro va sobre sexo.

Hay muchos deseos que pueden entrar en juego por el karma y el instinto. Tenemos un deseo natural de ser libres y experimentar cosas, expresarnos y vivir. En vez de pensar que ciertos deseos son exclusivamente de ciertos chakras, tiene que pensar en el deseo como un estado natural de los humanos y de la base de la vida. Recuerde que toda escuela de yoga respalda la maestría, transmutación y trascendencia de los deseos sensuales, aunque puedan diferir en la forma en la que tiene lugar esa trascendencia.

# 7 formas de mejorar su proceso de sanación

Todos necesitamos energía clara corriendo por nuestro cuerpo. Sin esa energía sana fluyendo por sus chakras, acabará sintiéndose deprimido y vacío, como si alguien le hubiese desenchufado. Si sus centros de energía están bloqueados, se convertirá en un apagón que le hará sentir fatal, pero puede tomar medidas para despejarlos. La energía nunca le abandona, lo único que tiene que hacer es ponerla a fluir de nuevo.

Usted encarna un sistema complejo desde su chakra raíz en su rabadilla hasta el chakra corona en la parte superior de la cabeza. Este sistema recibe energía del mundo a nuestro alrededor y envía energía de vuelta al mundo en un ciclo saludable. Cuando sus centros de energía están equilibrados y sin bloqueos, estos centros giran como pequeñas ruedas que le mantienen sano. Con el tiempo (debido a disgustos emocionales, la vida diaria y traumas), los bloqueos pueden impedir este flujo libre entre sus chakras.

En un par de capítulos, usted va a aprender muchas formas de sanar sus chakras, pero para asegurarse de que estas técnicas funcionan lo mejor posible, los siguientes siete pasos pueden ayudar a recargar sus ejercicios de purificación de energía. Todos son muy fáciles y cualquiera puede hacerlos.

## Volver a la Tierra

Vaya afuera y pase algún tiempo en la naturaleza, dé un largo paseo por el parque o haga una marcha por la montaña. Quitarse los zapatos y andar descalzo un rato creará unos nuevos cimientos para usted y le ayudará a afianzarse en el mundo a su alrededor y conectar con la Tierra. El tiempo invertido fuera le hará sentirse presente, le proporcionará una sensación de seguridad y le ayudará a fortalecer su chakra raíz.

## Sumergirse en aguas sanadoras

Si puede ir a la playa y sumergirse en el océano: perfecto. Si no puede, llene la bañera de agua, sal marina y bicarbonato, ya que ayudará a fortalecer su chakra sacro. Su chakra sexual controla todos sus placeres y se puede deteriorar fácilmente por la vergüenza o la culpa. Mientras esté en el agua, imagínese que todos estos sentimientos de culpa y vergüenza se disuelven mientras el líquido restaura la pureza de su verdadero ser.

## Moverse

A su chakra plexo solar le encanta que mueva su cuerpo, especialmente si es bajo los rayos de un nuevo amanecer o justo cuando el sol se pone. Cualquier tipo de actividad física puede ayudarle a despertar y despejar su tercer chakra para conseguir más fuerza de voluntad, autoestima y poder personal.

## Compartir y aceptar amor

Su chakra corazón guarda la llave de su compasión y le encanta cuando disfruta de amor incondicional. Este amor puede ser el que tiene por usted mismo, de otros, por todas las personas y el mundo. Si tiene una mascota, pase algo de tiempo con ella mostrando amor recíprocamente. Esta es la forma perfecta de asegurarse de que consigue una buena dosis de compasión en su vida. No es tan difícil encontrar formas de sentir compasión y amor, aunque no tenga una mascota propia, ya que siempre puede emplear algo de tiempo en su refugio de animales local.

## Expresarse

No expresar su verdad va en contra del chakra garganta, ya que este le permite defender su opinión y ser realmente usted. Si no quiere decir algo, siempre puede escribirlo en un diario y ser completamente sincero porque nadie más va a leerlo, ¡así que no tiene excusa! No solo aliviará algo de estrés, sino que también estimulará su garganta. Otra opción es, cuando tenga algo de tiempo a solas (o con sus amigos, si no les importa), poner música a todo volumen y cantar a pleno pulmón. Esto también le ayudará a liberar su quinto chakra. Cuando hable con una persona, comuníquese de forma abierta y honesta.

## Escuchar a su yo interior

Su yo superior vive en su tercer ojo y le proporciona claridad. Meditar diariamente es una parte esencial de la sanación de su energía y chakras y así también despertará su sexto chakra y le permitirá utilizar la sabiduría que ya contiene en su interior. Descubrirá que empieza a confiar más en su intuición. La meditación le ayudará a deshacerse de esa cháchara mental con la que tiene que vivir en su día a día y esto le permitirá ver las cosas mucho más claras.

## Conectar con el espíritu

Su chakra corona es lo que le permite conectarse al universo y sus poderes superiores y controla su consciencia. Otra forma de despejar su chakra corona es rezando. Este rezo puede ser lo que usted quiera y dirigirlo a quien sea, al universo, Dios... También puede ser un simple mantra que coree todos los días. Tomarse algún tiempo para conectar con la naturaleza también puede ayudar a desatascar y recargar su corona o realmente cualquiera de sus chakras. Hable con su poder superior todos los días y pídale que le oriente e imagine resultados pacíficos y positivos de aquello que está ocurriendo en su vida o en el mundo.

Mientras trabaja en equilibrar y despejar sus chakras, empezará a darse cuenta de que se siente mejor y tendrá una nueva energía que puede fluir fácilmente por su cuerpo. Su sistema de chakras liberará energía como se supone que debe. Con todo funcionando armoniosamente, se sentirá más feliz y sano.

# Los peligros de abrir sus chakras

Hemos hablado sobre sus chakras y lo que hacen por su cuerpo y también hemos echado un vistazo a los signos de chakras bloqueados y los beneficios de abrirlos. Antes de que empiece a trabajar en estos, también necesita saber los peligros de abrirlos demasiado rápido.

Hay muchas razones estupendas para concentrar su energía en sus chakras y asegurarse de que están abiertos y en pleno funcionamiento. Tener un corazón equilibrado le ayudará con todas sus relaciones, mientras que las ventajas de tener un chakra garganta abierto le permitirán compartir su verdad. Es una buena idea decidir que sus chakras son una prioridad, pero si va demasiado deprisa, podría tener consecuencias nefastas.

Cuando sus chakras están abiertos recibe más energía. Los bloqueados estancan la energía, evitando que fluya libremente a través de usted. Para afrontarlo debería eliminar los tapones, pero tiene que hacerlo gradualmente, ya que si lo hace demasiado deprisa recibirá demasiada energía.

Lo que pase cuando abra sus chakras demasiado deprisa dependerá del chakra en cuestión y cuánta energía está usando. Para averiguarlo, piense en lo que este hace por usted.

El corazón, como sabe, controla su habilidad para amar. Un chakra corazón bloqueado podría hacer que usted evite relaciones, pero cuando se abre demasiado deprisa recibe un torrente de energía abrumador, pasando de rosca a su corazón. Por esta razón podría acabar siendo demasiado agobiante en sus relaciones o conectando con gente demasiado deprisa, de manera que la situación actual no es mejor que cuando estaba taponado.

Cuando tiene el tercer ojo bloqueado no está en contacto con su intuición y se concentra demasiado en la lógica. Si lo abre demasiado deprisa, mandará una ráfaga de energía que le arrollará a usted y a su chakra. Es posible que sufra intuiciones que le podrían asustar o tener habilidades psíquicas que no es capaz de controlar, como ser capaz de oír a espíritus de otros mundos. De nuevo, esto hace que su chakra esté peor que cuando estaba bloqueado.

Aunque parezca aterrador, no debería desalentarse ni evitar por completo abrirlos. En cambio, todo lo que tiene que hacer es asegurarse de que los abre despacio, como la tortuga en vez de la liebre.

Debería alejarse de cualquiera o cualquier cosa que le prometa que le ayudará a abrir sus chakras rápidamente. Tiene que ser paciente y confiar en que se abrirán a su debido tiempo sin tener que recurrir a extremos.

Se dan diferentes efectos secundarios cuando está abriendo sus chakras, pero la mayoría solo ocurren si los abre demasiado deprisa.

**Distanciamiento**

Esto puede pasar cuando su chakra corona está abierto. Cuando emprende el viaje espiritual para trabajar con sus chakras o cualquier otro viaje espiritual, normalmente se hace en solitario. Cada uno tenemos que andar nuestro propio camino. Mucha gente empezará a notar que gravitan hacia momentos de reclusión, especialmente cuando la corona se abre demasiado deprisa, sintiéndose distante.

## Déjà vu

Esto puede pasar con su chakra corona y tercer ojo. Aunque esto es normalmente una señal de que ha abierto satisfactoriamente un chakra, puede ocurrir en exceso, lo que significa que los abrió demasiado rápido. Esto puede ser abrumador y también puede desbordarse hasta sus sueños, provocando sueños vívidos o inquietantes.

## Alteraciones del sueño

Es común dormir menos tras haber sanado sus charkas. Abrirlos demasiado deprisa causa desasosiego por la noche, que no se encuentre cómodo al dormir, desembocando en irritabilidad e inestabilidad.

## Sobreestimulación de sus sentidos

Pasará a menudo con un chakra raíz hiperactivo. Cuando está abierto, es más consciente de la Tierra, la forma en la que se siente, escucha, ve y huele, entre otras cosas. Cuando abre ese chakra demasiado rápido, se sobrecarga con estas sensaciones. Por ejemplo, le resultará difícil hacer su vida normal porque el sol es demasiado brillante o porque le molesta el olor del perfume de la mujer sentada cinco filas detrás de usted en el autobús. Podrían volverle loco la cantidad de cosas que comienza a percibir.

## Actividad inusual de la vejiga y problemas reproductivos

Esto tiende a pasar con un chakra sacro hiperactivo. Es posible que le duela la parte inferior del abdomen o tenga hábitos extraños con la vejiga o problemas urinarios. A las mujeres también podría afectarle el ciclo menstrual o problemas más serios como endometriosis, problemas de próstata o testículos, quistes ováricos e infertilidad si no se sana.

**Problemas de ira**

Estar enfadado más de lo normal es causa de un plexo solar hiperactivo, ya sea estar más iracundo sin razón alguna o reaccionar de forma desproporcionada por cualquier nimiedad. Otras manifestaciones serían convertirse en un perfeccionista de la noche a la mañana y ser demasiado crítico con usted y los demás.

**Abandonar los cuidados emocionales**

Puede que preocuparse por los demás le absorba demasiado si permite que sus chakras se abran demasiado rápido, de forma que se descuidará usted, causándole más problemas.

La meditación es la forma perfecta para ayudar a sanar sus chakras despacio para que no acabe abrumado. Rezar es otra forma de crear una intención de sanarlos y llevar cristales que ayudan a equilibrarlos también es fantástico. Estos cristales incrementarán lentamente su vibración y cambiarán la energía que rodea a sus chakras. Trabajar con colores es otra opción.

Sanar cualquier cosa es un proceso lento, y esto también se aplica a la hora de sanar sus chakras. Necesita dejar que las cosas ocurran a su debido tiempo y entonces empezará a notar una diferencia que no le abrumará.

# Errores comunes

Sanar sus chakras y energía le proporcionará resultados alucinantes si es capaz de usarlos correctamente. Hay siete errores que la gente comete normalmente al intentar sanar sus chakras.

Con el despertar espiritual que el planeta experimenta, mucha gente ha empezado a recurrir a los ejercicios de sanación de energía. Sin embargo, a menudo las cosas no salen tal como las planeó o parecerá que algo está interfiriendo. Se supone que la sanación de energía hace que los cambios en su vida sean más evidentes pero puede modificar desde sus verdaderas emociones hasta su sistema de creencias.

La mayoría de las veces, a los cambios que suceden con este método de sanación se les llama milagrosos, pero esto solo pasa si todo se desarrolla como es debido. Si su sanación no acaba siendo milagrosa, entonces puede que esté cometiendo alguno de estos errores.

**Parar cuando empieza a sentirse mejor**

La sanación de la energía o los chakras funcionan parecido a los antibióticos: tiene que seguir con el tratamiento incluso después de haber empezado a notar mejoría. Tiene que seguir sanando cuando se siente bien y cuando se siente mal, si no, no obtiene la experiencia completa.

Para entrar de verdad en sus problemas y alcanzar las capas que realizarán los cambios de mayor calidad, tiene que ser capaz de lidiar con los problemas cuando se siente mejor. Esto significa que su sistema será capaz de manejar más trabajo.

Trabajar en sus chakras de forma regular, especialmente cuando está en un ambiente idóneo, le permitirá salir adelante en esos momentos malos y, probablemente, evitarlos por completo. Esto le hará la vida más fácil, que es lo que normalmente espera conseguir en primer lugar.

**No mantenerlos**

Sus chakras son como cualquier otro sistema, requieren un mantenimiento regular o van a acabar obstruidos otra vez. Si solo se emplea cuando está en algún tipo de crisis, su cuerpo solo va a trabajar en el problema en cuestión y descuidar todo lo demás. Con sesiones regulares será capaz de mantenerlos despejados y en línea con los otros para que no sufra un retroceso de energía.

**Intentar sanar únicamente problemas físicos**

La sanación de chakras le ayuda espiritual, mental, física y emocionalmente, pero mucha gente tiende a repararlos únicamente para librarse de problemas físicos. Esto es solo una parte de lo que la sanación de chakras puede hacer, de manera que no tiene sentido encasillarse en intentar arreglar solo problemas físicos. Amplíe sus razones a todas las partes de su vida.

**No permitirse el tiempo suficiente**

Una vez haya estado trabajando con sus chakras por un tiempo, verá resultados inmediatos en varias áreas diferentes. Cuando comience, sin embargo, debería esperar unas tres semanas para que las cosas empiecen a cambiar. No verá resultados tan pronto como esperaba y querrá abandonar porque piensa que no está funcionando.

Para remediar este problema, anote cada día en un diario lo que siente.

## Esperar hasta que pasen sus problemas

Se sentirá enfermo o padeciendo muchas cosas justo cuando empieza a curar sus chakras o unas cuantas semanas más tarde. No deje que esto le desaliente a continuar con su sanación, ya que este es el momento en el que más la necesita. Las sesiones de curación pueden ayudarle a superar estos problemas y alcanzar nuevos niveles de energía.

La mayoría de las veces, los problemas, ya sea que está enfermo o está lidiando con mucha actividad, se deben a un cambio en la energía. Tiene que dirigir la energía negativa a algún sitio para que pueda ser liberada. Trabaje en estos momentos mientras continúa sanando, y se sorprenderá de lo bien que se siente.

## Pensar constantemente en ello

A los humanos nos encanta quejarnos y es muy fácil para nosotros obcecarnos en un pensamiento, barruntando y analizando cada aspecto una y otra vez. Cuando haya trabajado un poco en la sanación, probablemente pase por un periodo de entre 24 o 72 horas donde su energía antigua sale de su cuerpo. Esto puede manifestarse de varias formas diferentes.

Si piensa constantemente sobre algo que le preocupa, solo va a reforzar ese problema y esos caminos, y va a atrapar eso en su sistema y no dejará que se libere después de una sesión de curación.

## No creer

Cuando escucha o siente el poder del chakra sanando, es bastante fácil quedarse pasmado y pensar que no puede ser verdad lo que está pasando, ya que su cabeza es lo que crea su mundo, y creará todos los aspectos de este.

Cuando cree que la sanación no funciona, entonces no va a funcionar para usted. La curación de energía funciona con su sistema de creencias, por eso tiene que asegurarse de que su sistema de creencias y su trabajo de sanación están alineados. Cuando se dice constantemente que no cree que va a funcionar, anulará todo el trabajo hecho.

Si puede tener bajo control estos errores comunes verá los beneficios de la sanación de chakras.

# Técnicas de sanación de chakras

Como ha aprendido a lo largo de este libro, los chakras se bloquean debido a traumas, recuerdos reprimidos, culpa y negación entre otros problemas. Estos problemas, a menudo psicológicos, evitan que su energía fluya por su cuerpo, bloqueando sus chakras.

Lo bueno es que no tardará mucho tiempo en equilibrar de nuevo sus chakras. Antes de entrar en técnicas de sanación específicas como reiki y mantras, aquí hay varias técnicas que puede probar:

**Visualización**

Encuentre un lugar silencioso y cómodo para sentarse y cerrar los ojos. Empiece a visualizar todos sus chakras, comenzando con su raíz y ascendiendo uno a uno hasta el corona.

Destine unos minutos a cada chakra y visualícelos con su color adecuado: rojo para raíz; naranja para sacro; amarillo para plexo solar; verde para corazón; azul para garganta; celeste para tercer ojo y morado para corona. Esta visualización le permitirá conectar con sus chakras y ayudar a arreglar el bloqueado.

**Respiración profunda**

Se puede usar combinada con su visualización. A medida que sus pulmones se llenan de aire y lentamente liberan su respiración, el movimiento gradual de su tripa y la visualización de sus chakras le permitirán conectar con cada uno. Esto funciona mejor cuando se puede sentar en un lugar cómodo y silencioso, libre de distracciones.

## Sonido

Ya que los chakras están ubicados en su cuerpo y su cuerpo está formado principalmente por agua, las vibraciones por el sonido despertarán este agua que los equilibrará y le ayudará a conectar con estos. Hay varios chakras, como el garganta y corazón, que se pueden desbloquear con música, así que encienda la radio y cante hoy a todo pulmón. Escuchar música relajante también puede ayudarle a calmar su mente.

## Joyería

Puede llevar varias piezas de joyería con el propósito de sanar varios chakras. Lo primero que tiene que hacer es establecer una intención para cada pieza. Para que esto funcione un poco mejor, empiece con una única pieza. Llévela durante unos cuantos días y concéntrese en la intención de curar un chakra específico. Una vez pueda sentir el cambio, añada una segunda pieza que se supone ayuda a sanar otro chakra. Siga haciendo esto hasta tenga una pieza de joyería asociada a cada uno.

Cuando lleve estas piezas se sentirá en paz. La sanación de los chakras ocurrirá subconscientemente, así que no tiene que estar concentrado en ello todo el rato.

## Esencias de flores

Las esencias de flores líquidas son herramientas geniales para ayudar a curar sus chakras. Son remedios vibratorios que puede mezclar en el agua o depositar bajo su lengua, y le traerán cambios positivos de energía. Aunque puede que esto suene mucho a los aceites de aromaterapia, son diferentes. En realidad no huelen a nada y es la vibración curativa de diferentes plantas lo que se ha conservado en una mezcla de agua y brandy. Las esencias florales se pueden encontrar en la mayoría de los herbolarios u online. Estas son algunas esencias de flores específicas para cada chakra:

- Pino – raíz

- Manzana silvestre – sacro

- Mostaza – plexo solar

- Acebo – corazón

- Madreselva – garganta

- Estrella de Belén – tercer ojo

- Rosa silvestre – corona

## Aromaterapia

La aromaterapia es perfecta para cualquiera que esté buscando relajarse y volver a centrarse. La mayoría de los masajistas y fisioterapeutas usan aromaterapia para ayudar a sus clientes a relajarse durante el masaje. También es una forma perfecta de sanar sus chakras, especialmente cuando usa el aroma que corresponde con cada chakra. Es maravilloso usar aromaterapia durante sus meditaciones para incrementar el poder de su curación.

- Raíz: vetiver y pachuli

- Sacro: jazmín e ylang ylang

- Plexo solar: limón, mandarina y naranja

- Corazón: rosa y geranio

- Garganta: amaro, salvia y romero

- Tercer ojo: menta y palisandro

- Corona: lavanda, cedro e incienso

## Piedras y cristales

Cada chakra tiene asociado una piedra y un cristal y además puede encontrar piedras con el color de cada chakra. Usted activa y vigoriza las piedras y la vibración y el color de los cristales harán todo el trabajo de curación. Aquí le ofrecemos un listado de algunos cristales y el chakra que pueden ayudar a curar:

- Raíz: hematita, cuarzo ahumado, ágata, granate, rubí y heliótropo

- Sacro: cornalina y piedra lunar

- Plexo solar: citrina, ámbar y ojo de tigre

- Corazón: cuarzo rosa, jade verde y esmeralda

- Garganta: aguamarina y turquesa

- Tercer ojo: lapislázuli y sodalita

- Corona: alejandrita y amatista

# Yoga kundalini

La kundalini es una fuerza de la vida que está enroscada en la base de su columna. Esta energía es una de las fuerzas más potentes que puede despertar todos sus chakras para alcanzar la iluminación total. Es común visualizar una serpiente que se despierta y se alza, que es exactamente lo que su energía kundalini hará si se despierta de forma apropiada.

El yoga es una forma de gimnasia que usa una combinación de ejercicios de respiración, estiramientos y meditaciones para mejorar en función de su cuerpo que permitirá que su energía circule. Estos ejercicios conectarán mejor su cuerpo, mente y alma.

Específicamente el yoga kundalini es yoga que ha sido diseñado para ayudar a despertar su energía kundalini y está compuesto de varios ejercicios de respiración y estiramientos que le asistirán a la hora de despejar sus chakras para que su energía pueda fluir libremente.

Es mejor asegurarse de que se encuentra en una sala bien ventilada y silenciosa con una esterilla de yoga cómoda cuando practique yoga kundalini.

## Sesión de yoga n.°1

1. Establezca una intención para su sesión.

Puede ser cualquier cosa que quiera, como claridad, conocimiento, relajación o apertura. Si quiere, use varios mantras para ayudarle a establecer su intención, como:

"Estoy agradecido por la fuerza interior que poseo y libero mi energía para sanar".

"Acepto mi poder".

"Pido a mi cuerpo que libere mi fuerza vital".

Puede inventarse sus propias intenciones y mantras según su estado de ánimo en ese momento, pero tiene que estar seguro de que le asistirán a la hora de establecer un objetivo para su sesión.

Una vez esté sentado en su esterilla, respire normalmente por unos minutos. Concentre su intención en su respiración, notando cómo se siente mientras entra y sale por su nariz. Permita que la energía positiva corra por su cuerpo. Cuando expire, libere todas sus emociones negativas que han sido atrapadas en su cuerpo. Siéntese así durante unos minutos hasta que empiece a calmarse.

Apoye los pies en la esterilla y pase a la pose del cuervo. Para ello, posiciónese en cuclillas profundas. Sus pies deben estar en contacto con la esterilla y su trasero debería estar a unos pocos centímetros del suelo y con sus rodillas juntas. Lleve los brazos al frente hasta que estén en línea con sus hombros. Unos minutos después, levántese. Permanezca de pie unos segundos y después vuelva a la posición anterior de cuclillas profundas, asegurándose de que sus rodillas siguen juntas.

Extienda sus brazos en frente y déjelos en línea con su pecho. Mientras está en cuclillas, siga presente y respire. Escuche a su cuerpo, cómo se siente, y deje que la energía fluya por usted. Esta pose ayuda a su chakra raíz a afianzarse en el mundo físico. Tras permanecer en esta pose durante un rato, empezará a sentirse seguro y creerá en su habilidad para prosperar.

2. Avance a la postura de la rana.

En cuclillas, modifique sus piernas para que se abran en una posición de v. Coloque sus manos entre sus piernas, como a una rana. Cierre sus ojos y respire por su nariz durante unos segundos.

Estire las piernas dejando sus manos en el suelo. Su cabeza debería estar apuntando al suelo y casi frente a sus tobillos. Exhale por la boca y aguante esta posición durante unos segundos. Repita esta transición diez veces. Asegúrese de que su respiración es consistente: inhale en cuclillas y exhale cuando estire las piernas.

Esto trabaja su chakra sacro, le abre a la creatividad y la salud sexual.

3. Cambie a la postura de estiramiento.

Tras su última repetición de la pose de rana, túmbese en la esterilla boca arriba. Respire un momento por la nariz. Sus brazos deberían estar a los lados y las piernas estiradas con los pies juntos. Quédese quieto durante un momento y después levante lentamente sus pies y cabeza unos 10 centímetros del suelo. Suba las manos con las palmas mirando hacia su cuerpo y a la misma altura que sus pies. Ponga los pies en punta y concéntrese en ellos. Relaje el cuerpo hasta que esté tumbado y repita la postura entre 8 y diez veces.

Mientras hace esto, use la respiración de fuego. Esto es una serie de bocanadas de aire rápidas y cortas que suenan prácticamente como un perro jadeando. Use solo la nariz para respirar. Mientras que su inhalación es pasiva, debe exhalar con mucha fuerza.

Esto le calmará al permitir que corra más oxígeno por su cuerpo y también mejora la circulación sanguínea a sus órganos, que les ayuda a funcionar adecuadamente. Esto eliminará toxinas y fortalecerá su abdomen y abrirá su chakra plexo solar. Empezará a sentir más poder y confianza.

4. Pase a la postura del camello.

Dese la vuelta de forma que esté sobre sus rodillas. Las espinillas deben estar en contacto con la esterilla al igual que los empeines de sus pies, de forma que las plantas estén mirando hacia arriba. Coloque las manos en la cadera y arquéese despacio hacia atrás. Cuando sienta que sus caderas están abiertas y que está preparado para el siguiente paso, suelte las manos y agarre en esa misma postura sus tobillos. Deje que caiga su cabeza hacia atrás. Cierre los ojos.

Tiene que tener cuidado en esta postura. Si no ha calentado lo suficiente y fuerza su espalda en esta posición, puede acabar haciéndose daño. Si no puede llegar a los tobillos la primera vez, no pasa nada, arquéese hacia atrás hasta una extensión en la que se sienta seguro. Con la práctica será capaz de alcanzar los dedos de los pies. Vaya despacio y con cuidado.

Esta postura abrirá su chakra corazón y empezará a sentir compasión, amor y aceptación.

5. Siga con la postura de la cobra.

Lentamente salga de la postura del camello y descienda hasta tumbarse boca abajo. Plante sus manos en la esterilla bajo sus hombros. Poco a poco empuje para levantar su torso, despegando su pecho de la esterilla mientras apunta su pecho y cabeza hacia el horizonte frente a usted. Deje sus pies, caderas y piernas en el suelo.

Asegúrese de respirar mientras aguanta esta postura. Inhale por su nariz y exhale por la boca. Aguante durante 5 segundos y después vuelva a la esterilla. Espere unos segundos y vuelva a repetirlo. Hágalo entre ocho y diez veces.

Esto le asistirá para abrir su chakra garganta y será capaz de expresarse con más libertad y no será tan tímido.

6. Después, cambie a *guru pranam*.

A guru pranam también se le llama postura del niño. Una vez haya terminado su última cobra, yérgase hasta ponerse de rodillas y después siéntese sobre sus espinillas. Inclínese hacia delante hasta tocar la esterilla con su frente. Estire los brazos frente a usted. Relájese hundiéndose en sus muslos. También puede abrir las rodillas, creando una forma de v y dejando que su pecho descanse entre sus piernas.

Esto ayuda a su chakra tercer ojo y le permitirá tener más intuición y trascender más allá de su mundo. Asegúrese de estar en sintonía con su cuerpo, sea consciente de su respiración y deje que sus pensamientos fluyan. Esto le colocará en un estado de meditación.

7. Pase a la última postura, *sat kriya*.

Esta es su última pose en la sesión de meditación de yoga kundalini. Esta postura es poderosa y permite a su fuerza vital desplazarse por todos sus chakras mandando energía a través de su torrente sanguíneo a sus huesos y órganos.

Yérgase de nuevo hasta estar sentado sobre sus espinillas y talones. Estire su espalda y cuello mientras respira. Cuando inhale, introduzca energía positiva y según exhale, expulse la energía negativa. Deshágase de todo lo que no le sirve a su cuerpo. Cuando exhale, lleve los brazos estirados sobre su cabeza y entrelace los dedos y saque los dedos índices de forma que apunten al cielo.

Sentado en esta posición, coree "sat nam". Asegúrese de decir "sat" cuando inhala y "nam" cuando exhala. Siéntese en sat kriya mientras hace esto entre cinco y veinte minutos, o todo el tiempo que pueda aguantar esta posición.

"Sat nam" significa "vibración verdadera". Le ayudará a honrar su verdad e intuición. Usted ya sabe lo que necesita sin importar lo que le pase.

Esta sesión de yoga puede durar apenas diez minutos, o puede llevarle hasta una hora. Lo que tarde dependerá de usted.

## Sesión de yoga n.°2

### 1. Prepárese.

Acomódese en una posición con las piernas cruzadas en el suelo.
Deje que se ralentice su respiración, note cómo fluye profundamente
en su estómago y costillas, expandiéndolas. Una vez se haya
relajado, ponga las manos en posición de rezo y coree: "ong namo
guru dev namo" tres veces.

### 2. Prepárese para la elevación de piernas.

Túmbese lentamente boca arriba con sus brazos pegados al cuerpo.
Inhale por la boca al levantar las piernas estiradas. Exhale por su
nariz al bajar las piernas. Las rodillas deben permanecer estiradas. Si
lo necesita, puede poner una manta bajo sus caderas y otra debajo de
sus pantorrillas. Haga movimientos suaves al elevar y bajar sus
piernas siguiendo su respiración. Repita entre uno y tres minutos.

### 3. Pase a la postura de roca.

Tan pronto como haya terminado sus elevaciones de piernas, pase
directamente a la pose de roca. Aquí es donde se sienta sobre sus
talones y espinillas y mantiene la parte superior de su cuerpo
estirada. Coloque sus manos en sus rodillas. Inhale por la boca y
levante la cadera hasta encontrarse encima de sus rodillas. Según se
mueve para arrodillarse, ponga los codos mirando hacia atrás y la
cadera hacia delante. Su cabeza debe estar nivelada. Exhale por la
nariz y vuelva a la posición de roca. Repita este movimiento
siguiendo su respiración entre uno y tres minutos. Según vaya
entrando en calor, aumente el ritmo.

### 4. Avance a los círculos sufís.

Salga de la postura roca y vuelva a una posición sentada con las
piernas cruzadas y descanse sus manos sobre sus rodillas. Comience
a hacer círculos grandes con la parte inferior de su torso rotando su
ombligo delante, derecha, detrás, al lado y de vuelta al frente. Deje
que el resto de su cuerpo se mueva de forma natural con estos

movimientos. Debería inhalar cuando su torso se mueve hacia delante y exhalar cuando se mueve atrás. Siga haciéndolo entre uno y tres minutos. Por la mitad, invierta la dirección de la rotación.

5. Cambie a *mudra*.

Muévase desde su posición de piernas cruzadas a la postura de roca. Agarre sus manos detrás de su espalda en un entrelazado de Venus. Para ello, enlace sus dedos y ponga un pulgar en el monte de Venus de la otra mano (la parte carnosa debajo del pulgar). Normalmente las mujeres colocan su pulgar izquierdo en el monte de Venus de la derecha, y los hombres al contrario.

Este es un mudra común en el yoga kundalini y es muy equilibrante. Puede realizarlo en cualquier momento del día si se encuentra desconcentrado o ansioso.

Inhale por la boca. Lleve su frente al suelo. Levante sus manos entrelazadas todo lo lejos que pueda. Exhale por su nariz y vuelva a erguirse. Repita esta respiración y movimiento entre uno y tres minutos.

6. Relajación.

Colóquese tumbado boca arriba en su esterilla. Concéntrese en su ombligo y dirija su flujo de energía ahí. Aquí es donde ocurre su despertar. Según se concentra aquí, relájese con las palmas de sus manos abiertas hacia arriba colocadas a ambos lados de su cuerpo. Imagínese su cuerpo derritiéndose en la Tierra. Sienta cómo la luz universal le atraviesa. Examine su cuerpo para que cada músculo se relaje y permanezca así entre cinco y siete minutos.

## Sesión de yoga n.°3

1. Afiáncese en la Tierra.

Cuando empieza esta sesión de yoga, debe empezar afianzado. Esto activará el chakra raíz y le ayudará a sentirse conectado y seguro. La postura de montaña es la mejor forma de afianzarse a la Tierra, y probablemente sea la pose de yoga más fácil.

Póngase de pie en su esterilla con los pies ligeramente separados. Asegúrese de que sus pies están firmes contra la alfombra y que su coxis está orientado hacia abajo. Active sus músculos del estómago y relaje los hombros. Mantenga la cabeza erguida con la coronilla apuntando al cielo. Junte las palmas de las manos para que se encuentren en el centro de su chakra corazón. Inhale profundamente y sienta cómo están conectados sus pies con la Tierra y cómo la parte superior de su cabeza alcanza el cielo. Sienta la conexión energética que tiene con la Tierra y el cielo. Imagine una luz roja brillante emanando por debajo de su coxis.

2. Pase a triángulo invertido.

Estamos ascendiendo por sus chakras. Ahora puede emplearse para abrir sus emociones y placer con la pose del triángulo invertido. Estimula la parte inferior del abdomen y los órganos en esta zona y asegurará que siga afianzado.

Desde la postura de montaña, gírese y colóquese al frente, en el extremo superior de su esterilla. Dé un paso atrás con su pie izquierdo. Mantenga los dedos de su pie derecho mirando hacia delante. Mueva el pie izquierdo hasta que el lateral externo esté paralelo con el final de su alfombra. Sus caderas tienen que estar orientadas hacia el frente para que estén parejas al final de su esterilla. Coloque un ladrillo o bloque de yoga en el interior de su pie derecho para que esté ubicado debajo de su cara. Apoye su mano izquierda en la parte superior del bloque.

Suavemente pose su mano derecha en su cadera y empújela para ponerla en línea con la cadera izquierda. Mientras ajusta sus caderas, lentamente gire su torso a la derecha. Puede quedarse aquí o puede empezar a extender su brazo derecho hasta apuntar al cielo con el hombro derecho justo encima del izquierdo.

Con cada exhalación e inhalación, estire su espalda un poco más. Focalice su mente en la región de sus órganos reproductivos e imagine una luz naranja brillando ahí. Si quiere que sea aún más intenso, puede deshacerse del bloque, tocando o apoyando su mano en la esterilla y cambiando la dirección de su mirada hacia su mano derecha extendida. Aguante por unas cuantas respiraciones más y después vuelva a la pose de pirámide.

Gire sus pies de forma que el izquierdo esté al frente y el derecho detrás y repita todo en el lado opuesto.

3. Cambie a la postura de barco.

Avanzando hasta su plexo solar, se está preparando para dedicarse a su fuerza de voluntad y al calor interno que tiene en su vientre. La pose de barco es perfecta para activar su chakra plexo solar.

Después de salir de la posición de triángulo en su lado izquierdo, siéntese despacio en su esterilla. Doble sus rodillas de forma que sus pies estén planos en el suelo y ponga sus manos al lado de sus caderas. Levante el pecho para que su columna esté recta y alargada. Empiece a recostarse poco a poco hasta que pueda notar que sus abdominales están tensos, pero asegúrese de que su corazón se mantiene levantado y despejado hacia delante y arriba.

Si esto le resulta fácil, estire sus brazos frente a usted y alce las pantorrillas hasta que se encuentren paralelas al suelo. Mientras mantiene esta postura, imagine una luz amarilla girando alrededor de su chakra, alimentando un fuego en su vientre. Aguante esta posición de barco durante 15 o 30 segundos. Baje las piernas hasta tocar la alfombra. Relaje su vientre por unos segundos y después vuelva de nuevo a la posición. Haga esto entre tres y cinco veces.

4. Siga con la postura de luna creciente.

Subiendo por sus chakras, ahora vamos a despertar su compasión y conexión con otras personas. Cuando entra en una luna creciente abre el espacio de su corazón, que debe ser su foco en este movimiento.

Una vez finalice su última postura de barco, muevas sus manos y rodillas mientras se da la vuelta despacio hasta una pose de perro boca abajo. Aguante un segundo en esta posición y después coloque su pie derecho entre sus manos. Apoye su rodilla izquierda en la alfombra manteniendo sus caderas bien alineadas. Desplace su peso a su pie derecho para que se liberen sus caderas y se estire su cadera izquierda.

Apunte con su mano derecha al cielo. Apoye ligeramente su mano izquierda encima de la pierna izquierda. Esta versión es fantástica para abrir el corazón y estirar la parte delantera de su cuerpo. Con cada inhalación, abra su pecho más y más. Con cada exhalación, haga más profunda la curvatura de su espalda.

Asegúrese de mantener abierto su corazón e imagine un precioso color verde rodeando su chakra proporcionándole bondad y amor. Quédese así durante unas respiraciones más y después salga despacio. Desplace su pierna hasta volver al perro boca abajo. Esta vez lleve su pie izquierdo en medio de sus manos y repita la postura en el otro lado.

5. Cambie a la postura fácil para un cántico.

Ahora nos vamos a concentrar en que pueda hablar y comunicarse. Corear es una forma fantástica de alinear su chakra garganta.

Salga de perro boca abajo y descanse en la postura fácil. Coloque sus manos en *gyan mudra*: sus dedos índices tocan sus pulgares mientras los otros dedos están estirados, como haciendo un gesto de OK o 0. Pose los dorsos de las manos en sus rodillas. Inhale para que se hinche su pecho y se estire su espalda. Exhale y relaje sus hombros.

Acerque su barbilla a su pecho para bloquear la garganta para estimularla. Empiece a corear "humee hum brahm hum". Mientras salmodia, imagínese una luz azul en su garganta. Observe cómo se deshace de todas las dudas que tiene respecto a la verdad. Complete este mantra de tres a once veces.

6. Pase a la posición de delfín.

Vamos a abrir su intuición para que confíe en usted mismo y encuentre una guía interna. La pose del delfín aumentará la circulación en su cara y en su cerebro.

Salga de la postura fácil apoyándose en sus manos y rodillas y elévese hasta perro boca abajo. Baje sus antebrazos para que estén en contacto con el suelo. Asegúrese de que sus codos y hombros están bien alineados. Desplace sus manos hasta juntar las palmas. Mézase hacia delante hasta que su barbilla haya sobrepasado sus pulgares. Mézase hacia atrás hasta la postura de delfín. Haga esto entre cinco y diez veces más mientras visualiza una luz celeste rodeando su chakra. Una vez haya terminado esta transición, descanse en la postura de niño.

7. Continúe con mariposa en equilibrio.

Vamos a terminar esta sesión abriendo su confianza y devoción. Para llevar a cabo esta postura, necesitará mucho equilibrio y concentración.

Saliendo de niño, arrodíllese y plante los dedos de los pies en la esterilla con la planta del pie a 90 grados del suelo. Levante sus rodillas y desplace su peso hacia el tercio anterior de sus pies. Sus talones deberían estar tocándose mientras están debajo de los huesos de su cadera. Abra las piernas todo lo que pueda. Puede apoyar sus manos en la esterilla si lo necesita.

Una vez haya conseguido estabilizarse, lleve sus manos al centro del chakra corazón. Si quiere que el ejercicio sea más intenso, puede estirar sus brazos y manos por encima de su cabeza, apuntando al cielo. Aguante.

Mientras se encuentra aquí, imagine una línea de energía recorriendo sus chakras, desde su raíz hasta su corona. La energía que emana es un morado brillante que rodea su cuerpo. Quédese así entre cinco y diez respiraciones y después salga de la postura lentamente.

# Reiki

Los chakras y el reiki se originaron en diferentes culturas, pero guardan muchas cosas en común, incluso muchos sanadores reiki usan los siete chakras. El reiki lo descubrió Mikao Usui, un monje budista en Japón, como forma de sanación de energía. Aprendió cómo canalizar la energía que fluye de forma natural en todos nosotros, una energía que todo el mundo es capaz de usar.

El reiki siempre ha usado los centros de energía para mover nuestro prana por el cuerpo, que en la tradición original llamaban *tandens*. En sus inicios, el reiki solía centrarse solo en un tanden llamado *sika*, que se encuentra justo debajo del ombligo. Ahora conocemos un total de tres tandens, uno en la parte superior de su pecho y otro en el medio de su frente.

Los tandens son básicamente una interpretación diferente de los chakras: regulan el flujo de energía, de manera que si la bloquean no puede fluir por el cuerpo. La mayoría de la gente acudirá a un profesional de reiki para recibir tratmiento, pero usted puede sanarse a sí mismo con algunas técnicas reiki.

## Técnicas de autosanación

1. Preparación

Escoja un lugar tranquilo, lo más relajante posible, donde no le vayan a molestar. Apague las luces, encienda unas velas y ponga música reiki relajante para preparar el ambiente para la sesión.

2. Posición de manos *kanji*

Antes de empezar su sesión de autosanación, necesita centrarse usando las tres posiciones de manos siguientes:

Posición n.°1: Puede estar de pie o sentado. Entrelace sus dedos y presione las puntas de sus dedos índices juntas. Cierre los ojos y permanezca así durante unos 30 segundos. Concentre su energía en el chakra plexo solar.

Posición n.°2: Empiece igual que con la anterior, pero esta vez, que sean sus dedos corazones los que se toquen. Imagine que su chakra se llena de una luz blanca sanadora.

Posición n.°3: Recoja sus dedos corazones de forma que todos sus dedos estén entrelazados. Permita que toda la energía en su chakra se esparza libremente por usted.

Pase a una posición que le resulte cómoda, ya sea tumbado o sentado. Si decide tumbarse, coloque una almohada bajo sus rodillas y, si tiene frío, no dude en arroparse con una manta.

### 3. Escaneo de su cuerpo

Concentre su atención en usted mismo y empiece a examinar su cuerpo, desde la parte superior de su cabeza hasta los dedos de sus pies. Dedique un momento a cada punto y piense en lo que siente ahí. Si está tenso, relájelo. ¿Siente dolor en ese punto? ¿Es usted capaz de aceptar el momento presente? Ahora está centrado y puede avanzar hacia la sanación.

### 4. Punto uno

Cubra su cara con sus manos. Los dedos de sus manos deberían apuntar hacia arriba y los lados de sus manos tendrían que tocarse. Aguante esta posición durante tres minutos o el tiempo necesario que le dicte su cuerpo.

### 5. Punto dos

Desplace sus manos hasta la coronilla de su cabeza con las puntas de los dedos tocándose. Si no le gusta esta posición, puede ahuecar sus manos y colocarlas cubriendo sus orejas. De nuevo, permanezca en esta posición durante al menos tres minutos.

### 6. Punto tres

Mueva sus manos hasta la parte de atrás de su cabeza. Con las manos ahuecadas, sostenga la base del cráneo. Permanezca así tres minutos o más.

### 7. Punto cuatro

Cubra su garganta con su mano derecha y ponga su mano izquierda sobre el corazón. De nuevo, aguante así al menos tres minutos.

8. Punto cinco

Esta vez, desplace sus manos hasta sus hombros, cerca de su cuello. Quédese inmóvil durante tres minutos o más si lo desea.

9. Punto seis

Ponga sus manos sobre la parte superior de su estómago, justo debajo de la caja torácica. Los dedos de sus manos deberían estar tocándose. Siga en esta posición al menos tres minutos.

10. Punto siete

Cubra su ombligo con sus manos durante tres minutos o más.

11. Punto ocho

Baje las manos hasta que descansen bajo su ombligo, a la altura del hueso del pubis. Aguante en esta posición por lo menos tres minutos.

12. Punto nueve

Esta vez, desplace las manos hacia sus lumbares hasta que las puntas de los dedos se toquen. De nuevo, permanezca inmóvil tres minutos o más.

13. Punto diez

Deslice sus manos hacia abajo, de forma que cubran el sacro y aguante al menos tres minutos.

14. Punto once

Agarre su pie izquierdo con las dos manos y siga con esta posición tres minutos o más.

15. Punto doce

Ahora realice la misma postura durante el mismo tiempo pero con el pie derecho.

16. Punto trece

Para este punto, agarre su pie izquierdo con su mano izquierda y haga lo mismo con el otro lado: agarre su pie derecho con su mano derecha. Permanezca en esta posición durante al menos tres minutos.

17. Punto trece (b)

Intercambie las manos y los pies, agarrando con las manos los pies opuestos. Aguante tres minutos o, si puede, más tiempo.

Mientras realiza su sesión de autosanación, asegúrese de estar cómodo en cada postura. Si no puede agarrar sus pies, puede concentrar su energía en sus pies y apuntar con sus palmas dirigidas hacia estos. Para asistir en la sanación de los chakras aún más, concéntrese en cada uno según avanza por cada movimiento.

## Mantras

Mantra es básicamente una palabra elegante para decir afirmación. Los mantras se usan a menudo durante meditaciones o incluso pueden convertirse en una meditación en sí mismos. A veces se usan también en las sesiones de yoga. Es común usar *cuentas malas* para ayudar con los mantras (parecido a un rosario en el catolicismo). La mayoría de las *malas* contarán con 108 cuentas, ya que la mayoría de las sesiones le harán repetir 108 veces el mantra. Las 108 bolitas representan los deseos mortales del hombre, aunque algunas tendrán solo 54, 27 o 18 cuentas. Muchas malas tienen además 3 perlas extra que separan las cuentas en cuatro secciones, además de una bolita gurú. Las perlas usadas para separar tienen un tacto diferente para que así sepa cuándo saltárselas. Aquí tiene varios mantras que puede probar para abrir y sanar sus chakras. Los cinco primeros son mantras básicos conocidos como mantras raíces que ayudan a equilibrar su energía:

1. OM

2. KRIM

3. SHRIM

4. HRIM (jrim)

5. HUM (jum)

6. Raíz – "Tengo apoyo y soy fuerte"

7. Sacro – "Yo creo mi propia realidad"

8. Plexo Solar – "Yo me merezco seguir mi propósito y mi pasión"

9. Corazón – "Estoy abierto a recibir amor y dar amor. Yo soy amor"

10. Garganta – "Yo estoy en línea con mi verdad. Yo hablo con un objetivo"

11. Tercer ojo – "Yo estoy conectado con mi espíritu y creo en mi intuición"

12. Corona – "Yo estoy conectado con lo divino. Yo creo en lo divino que me rodea"

13. Raíz – LAM

14. Sacro – VAM

15. Plexo Solar – RAM

16. Corazón – YAM

17. Garganta – HAM (jam)

18. Tercer ojo– AUM

19. Corona – AH (aj)

20. Raíz – "Yo estoy en paz"

21. Sacro – "La creatividad se mueve libremente por mi cuerpo"

22. Plexo Solar – "Dejarlo estar puede proporcionarme poder"

23. Corazón – "Dar es recibir"

24. Garganta – "Mis palabras son mis poderes"

25. Tercer ojo – "Yo estoy abierto"

26. Corona – "Me rindo a lo que mejor funcione a través de mí"

# Meditaciones chakra

La meditación le otorga el poder de transformar su mente y su fin es cambiar de forma positiva sus emociones, mejorar su concentración y sentirse calmado. Mediante diferentes prácticas de meditación usted puede entrenar a su mente para seguir nuevos patrones. Con meditaciones chakra usted concentrará su mente en estos para despejarlos de energía bloqueada.

## Meditación chakra raíz

Esta meditación es un método probado para crear una conexión con su raíz.

1. Escoja una posición que le resulte cómoda, ya sea tumbado o sentado, y respire tres veces de forma lenta y profunda. Imagine cómo manda energía a su perineo (el espacio entre su ano y sus genitales) con cada inhalación. Con cada exhalación libere todo aquello que retenga en ese área, como por ejemplo dolor o miedo o incluso los sentimientos preconcebidos en esta meditación.

2. Empiece a golpear suavemente la parte superior de su hueso púbico o la parte inferior de cualquiera de sus huesos de la cadera. Esto despertará la conexión que tiene con su chakra raíz.

3. Mientras respira por la nariz dirija su aliento a su chakra. Imagine una luz roja brillante que crece y palpita en la parte inferior de su zona púbica. Para las personas que se identifican mayoritariamente como hombres, la luz debería girar en el sentido de las agujas del reloj. Para aquellas que se identifican sobretodo con mujeres, la luz debería girar en contra de las agujas del reloj.

4. Hable con su raíz para averiguar lo que necesita. Respire un par de veces más para ver si recibe algo de información (una palabra, una intuición, un color, una imagen, una canción, un sonido o un sentimiento). Reaccione a la información recibida. Si no siente nada, entonces no tiene que preocuparse de ello, ya percibirá algo según avance la sesión.

5. Si no recibe ningún mensaje pero empieza a sentir una nueva conciencia en su chakra raíz, algo como una pulsación desde sus caderas hasta sus pies, ha conectado con su raíz.

6. Antes de terminar la meditación, respire tres veces lenta y profundamente. Dirija sus inhalaciones hacia sus pies para que pueda afianzarse al suelo y, después, abra los ojos poco a poco.

7. Tómese las cosas con calma al principio. Esto llevará su tiempo y su práctica, así que tendrá que ser paciente. Si le acaban doliendo las piernas o las lumbares, está esforzándose demasiado, descanse y vuelva a intentarlo más tarde. Recuerde que incluso los meditadores más expertos tienen dificultades a veces para desconectar su mente. Tómese este momento para observar estos pensamientos sin juzgarlos y deje que se marchen y vuelva suavemente a centrar su mente.

## Meditación chakra sacro

1. Túmbese o siéntese, como esté más cómodo. Respire tres veces despacio y profundamente. Con cada inhalación, imagine que manda energía a la zona justo debajo de su ombligo. Deshágase de todo lo que retiene en este área con cada exhalación: dolor, miedo o lo que pensaba que debería sentir durante esta misma sesión de meditación. Puede colocar su mano en esta zona mientras medita, si así lo prefiere.

2. Comience a dar suaves golpecitos con dos dedos en la zona bajo su ombligo o también puede masajearla con movimientos circulares.

3. Dirija su respiración a su chakra. Visualice una luz brillante naranja creciendo y palpitando en el área inferior de su abdomen. Para la gente que se identifica mayoritariamente como varón, esta luz debería girar en el sentido de las agujas del reloj. Lo contrario ocurriría con aquellas que se identifiquen mayoritariamente como femeninas.

4. Comuníquese con su chakra para ver lo que necesita y respire unas cuantas veces más para ver si nota algo. Esto podría ser una palabra, una intuición, un color, una imagen, una canción, un sonido o un sentimiento. Reaccione según lo que perciba, pero no se preocupe si no nota nada, ya que puede que sienta algo más tarde.

5. Si no recibió ningún mensaje pero empieza a percatarse de algo en su chakra sacro, algo como una pulsación en este área, es que ha realizado una conexión con su chakra.

6. Respire tres veces profundamente y despacio antes de terminar su sesión. Envíe esa respiración a sus pies para afianzarse y abra los ojos poco a poco.

7. Tenga paciencia. Si se resiente la parte inferior del abdomen, puede que esté forzando. Descanse y vuelva a ello más tarde.

## Meditación chakra plexo solar

1. Adopte una postura cómoda, ya sea sentado o acostado. Tome aire tres veces despacio y profundamente. Con cada inhalación, imagine que manda energía a la zona encima de su ombligo. Con cada exhalación, visualice que se libera de todo a lo que se aferra en este área, sea lo que sea. Si quiere, puede posar sus manos en esta zona mientras medita.

2. Comience a dar pequeños toques en el área por encima de su ombligo con dos dedos o puede masajearla cuidadosamente en círculos.

3. De nuevo, envíe su respiración hacia su chakra e imagine, esta vez, una luz amarilla brillante que crece y palpita en su abdomen. Esta luz girará en dirección de las agujas del reloj si se identifica principalmente como hombre, y al contrario si lo hace como mujer.

4. Según su estado de meditación se vuelve más profundo, intente averiguar qué necesita su plexo solar comunicándose con este. Puede que reciba cualquier tipo de información, pero no se alarme si no percibe nada, ya que puede que lo haga más adelante.

5. Si sigue sin recibir mensaje alguno pero empieza a tomar conciencia de su chakra, manifestando pulsaciones en esa zona, es que ha conectado con su plexo solar.

6. La sesión está llegando a su fin. Dirija tres inhalaciones lentas y profundas a sus pies para sentirse afianzado en la Tierra. Abra los ojos lentamente.

7. Al principio tómese las cosas con calma, ya que la meditación lleva su tiempo y práctica. Una señal de que está forzando la práctica es dolor en su abdomen, de manera que pare y tómese un descanso antes de seguir.

## Meditación chakra corazón

1. Puede tumbarse o sentarse, según se encuentre más cómodo. Inhale y exhale tres veces, lenta y profundamente. Cuando el aire entre, imagine que dirige energía al centro de su pecho y cuando el aire sale se libera de todo aquello que ya no necesita. Coloque una mano en esta zona si le gustaría meditar con esa postura.

2. Para despertar la conexión con su chakra, golpee con dos dedos su pecho o masajee la zona haciendo círculos.

3. Mientras respira por su nariz, concentre su aliento en su chakra. Vea en su pecho una luz verde brillante que crece y palpita. Para aquellas personas que se identifiquen mayormente como mujeres, la luz girará en el sentido contrario a las agujas del reloj y al contrario para los hombres.

4. Intente escuchar a su chakra. Respire unas cuantas veces para ver si descubre lo que necesita. Si recibe algún mensaje, actúe de forma acorde a este, pero puede que no perciba nada hasta más adelante en su práctica.

5. Si su pecho empieza a palpitar es que ha conectado con su chakra corazón.

6. Inhale y exhale tres veces, dirigiendo sus aspiraciones hacia sus pies para sentirse afianzado y, a continuación, abra los ojos.

7. Si su corazón se acelera demasiado puede ser una señal de que está forzando su cuerpo. Intente no impacientarse, ya que la meditación puede llevar mucho tiempo y práctica hasta que se domina.

## Meditación chakra garganta

1. Adopte una postura confortable. Inhale tres veces y piense cada vez en mandar energía al hueco entre las dos clavículas en la base frontal del cuello o fossa jugularis sternalis. Libere todo lo que retiene en esta zona con cada exhalación.

2. Tamborilee con dos dedos en el hueso entre las dos clavículas o masajéelo con movimientos circulares.

3. Inhale y exhale por la nariz mientras dirige su respiración a su chakra, donde deberá concebir una luz azul que brilla, crece y palpita en su garganta. Como hemos mencionado

antes, esta luz girará según cómo se identifique sexualmente: si es mayoritariamente como mujer, girará en sentido contrario a las agujas del reloj y de forma opuesta si se identifica con el sexo masculino.

4. Averigüe qué necesita su chakra y reaccione a esta información. Tómese su tiempo para respirar y escucharlo, pero no se preocupe si en este momento no percibe un mensaje, ya que puede que lo haga más adelante.

5. A pesar de no haberse comunicado con su garganta, si nota algo parecido a una palpitación en la zona del chakra, es que ha podido conectar con este.

6. Antes de terminar, como en los casos anteriores, respire tres veces para finalizar la sesión, concentrando sus inhalaciones en sus pies para afianzarse. Cuando esté listo, abra los ojos lentamente.

7. Asegúrese de que se toma esta práctica con paciencia, ya que dominarla puede llevar su tiempo. Tómese un descanso si empieza a notar dolor en su cuello.

## Meditación chakra tercer ojo

1. Respire tres veces en una posición cómoda para usted. Véase mandando energía con cada inhalación al espacio entre sus cejas. Deshágase con cada exhalación de aquello que guarda en esta zona, ya sea dolor, miedo o ideas preconcebidas sobre esta sesión.

2. Empiece a dar golpecitos con dos de sus dedos en la zona del entrecejo. También puede masajearla moviendo sus dedos en círculos si así lo desea.

3. Respirando por la nariz, dirija su aliento a su chakra. Imagine una luz brillante de color celeste creciendo y palpitando entre sus cejas. La luz debería girar en el sentido

de las agujas del reloj si se identifica como hombre y en el sentido contrario si es como mujer.

4. Intente comunicarse con su chakra una vez haya caído en un estado meditativo más profundo. Si en este momento no puede averiguar lo que necesita su tercer ojo, podrá notarlo según avance la sesión. No se preocupe.

5. Si no recibe ningún mensaje pero empieza a sentir a su tercer ojo palpitando, ha sido capaz de conectar con este.

6. Antes de abrir los ojos, respire tres veces. Que sean profundos y lentos. Tómese su tiempo. Para afianzarse al suelo bajo usted, dirija estas inhalaciones a sus pies.

7. Puede que tenga dolor de cabeza. Si es así es que se está esforzando demasiado y debe tomarse las cosas con más calma. Descanse y vuelva a practicar esta meditación más tarde.

## Meditación chakra corona

1. Túmbese, siéntase o escoja otra postura que le resulte cómoda. Comience su meditación respirando profunda y lentamente tres veces. Con cada inhalación, imagine que manda energía a la parte superior de su cabeza y con cada exhalación, piense en liberar aquello que retiene en esta zona.

2. Con dos dedos, empiece a dar golpecitos en la parte superior de la cabeza o a masajearla con movimientos circulares.

3. Envíe su respiración a este chakra, imaginando una luz morada brillante que crece y palpita en la zona de la corona. Esta girará hacia la derecha si la persona meditando se identifica como hombre y al contrario si se identifica como mujer.

4. Una vez alcance un estado de meditación más profundo, intente hablar con su chakra para averiguar lo que necesita.

¿Puede sentir algún mensaje? Podría ser en forma de imagen, canción, color, sentimiento... Si lo ha recibido, reaccione según su contenido, pero si no percibe nada, no se preocupe, ya que puede que surja más adelante.

5. Sabrá que ha conectado con su chakra si empieza a notar pulsaciones en la zona de su corona.

6. Su sesión de meditación está a punto de terminar. Para cerrarla, respire lenta y profundamente tres veces y mande sus inhalaciones a sus pies para afianzarse. Abra los ojos.

7. Si está poniendo demasiado empeño en esta sesión, puede que le acabe doliendo la cabeza. Es una señal para descansar y tomarse las cosas con calma y mucha paciencia.

## Meditación chakra múltiple

1. Comience la meditación tumbado. Mientras se relaja, intente dirigir una lenta inhalación a su chakra raíz y exhale, lentamente, por la boca. Respire tres veces más y deshágase de todo aquello que retiene en su raíz. Entre en contacto con las emociones que encuentra en este chakra aunque le incomode un poco. Imagine una bola de luz roja sanando su raíz. Investigue si su sensación inicial ha cambiado.

2. Ascienda hasta su chakra sacro. De nuevo, respire dentro de su chakra y libere todo aquello que guarda ahí. Preste atención a cualquier sensación o sentimiento. Visualice una bola de luz naranja sanando su sacro. Tome nota de cualquier cambio ocurrido en este chakra.

3. Céntrese ahora en su plexo solar. Respire hacia este buscando cualquier tipo de sensación o emoción. Imagine una gran bola de luz amarilla curando su plexo solar. Dese cuenta si ha cambiado algo.

4. Avanzando hasta su chakra corazón, envíe su respiración ahí. Intente percibir toda sensación o emoción que pueda

vivir en su chakra e imagine una bola de luz verde sanándolo. Preste atención a los posibles cambios tras esta curación.

5. Concéntrese en su garganta ahora. Respire energía sanadora dentro de su chakra y libérese de todo lo que reside ahí. Note cualquier sensación o emoción. Intente ver una luz azul curando su chakra e investigue si ha provocado cambio alguno.

6. Siga con su tercer ojo. Envíe su respiración a su chakra y sienta cualquier emoción que pudiera albergar. Imagine una bola de luz de color celeste que lo cura. ¿Nota algún cambio?

7. Llegamos al ultimo chakra. Respire hacia su corona y escanéelo para buscar alguna sensación o emoción. Visualice una potente luz morada sanando su corona. Sea consciente de cualquier cambio que haya ocurrido.

8. Dedique un momento a sentir cómo trabajan juntos todos sus chakras. Imagine una luz blanca envolviendo todo su cuerpo y sanándolos. Permanezca tumbado durante unos minutos más para que la luz blanca realice su labor. Una vez haya decidido que ha meditado lo suficiente, respire tres veces y abra los ojos lentamente.

## Visión interna

Para realizar esta meditación tendrá que usar su visión interna. Sus palabras tienen una vibración, al igual que las imágenes que tendrá que visualizar. Puede usar cualquier tipo de imagen que le suba la energía, para escoger una, pruebe unas cuantas imágenes para averiguar cuál le provoca optimismo, alegría y paz, como unos rayos de sol dorados y calientes. Según avance en la práctica, su visión interna empezará a mostrarle otras cosas aparte de las discutidas aquí. No pasa nada siempre que le animen.

1. Escoja un lugar tranquilo y cómodo donde no le molesten. Cierre los ojos y tómese un momento para examinar sus

cuerpo en busca de cualquier sensación de malestar. Colóquese de una forma cómoda y con apoyo lumbar.

2. Concéntrese en su respiración, pero no intente modificarla. Puede que aún así note cómo cambia por sí misma, pero no debe preocuparse, déjela estar. Lo único que necesita hacer es vigilar su respiración y ser completamente consciente de cómo se siente cuando inhala y exhala.

3. Si su mente empieza a divagar durante su meditación, vuelva a concentrarse en su respiración. No se frustre y deje que su respiración le calme.

4. Ahora que está relajado y centrado en su respiración, imagínese sentado bajo los rayos de una luz sanadora cálida y dorada; es una luz de completa consciencia. Esta es su esencia y la esencia de todos los seres vivientes y el amor absoluto y global. Es el amor más puro y más brillante que cualquier cosa que jamás haya visto. Brilla más que un millón de diamantes.

5. Permita que esta luz fluya dentro de su cabeza y se esparza a su parecer por todo su cuerpo. Ábrase al amor que la luz le regala, le desea lo mejor y le está limpiando de todo aquello que le impide alcanzar su verdad y amor. A medida que la luz recorre su ser, llena sus tejidos, órganos, células y cada parte de su cuerpo, se esparce por sus recuerdos y pensamientos y los desborda con sanación. Le permitirá aprender de lo que ha experimentado.

6. Esta luz dorada se derrama por su chakra corona, llegando hasta su tercer ojo y abriendo su conexión con la verdad.

7. Esta luz cálida fluye por su cuello hasta su chakra garganta, equilibrando su energía y despertando su libertad. Se derrama sobre sus hombros y continúa por sus brazos, pasando por sus muñecas, manos y dedos y sale disparada por la punta de sus dedos de vuelta a la tierra.

8. Desde su quinto chakra, la luz se desliza en su corazón y le llena de amor, rebosa su corazón y fluye en todas las direcciones continuando su camino por su pecho y la espalda.

9. La luz colma su plexo solar y su caja torácica. En esta zona toca sus recuerdos de infancia y adolescencia y sus vivencias con sus figuras paternas. Todas se renuevan y se les proporciona amor, suavidad y espacio. Ahora sabe que siempre contó con una compañía divina en todo lo que hacía, ya sea un ángel de la guarda, Jesús, Budha o el amor, a su elección. Esta presencia siempre ha estado con usted y sigue a su lado en todos sus momentos difíciles.

10. Esta luz continúa llenando cada fibra de su ser y todos sus pensamientos a medida que se derrama en su chakra sacro y abraza a su niño interior. La luz le dice que es amado tal y como es, no ha hecho nada malo, sus actos fueron solo sueños. Su niño interior es hermoso y completo, es amado y está a salvo.

11. La luz dorada continúa viajando hasta su chakra raíz y fluye en todas direcciones. La luz abre la consciencia de sus conexiones con el amor a su familia y otras personas de la Tierra y despierta su sabiduría.

12. La luz sana todo lo que toca. Todo su cuerpo está lleno del amor de esta luz, fluye por sus piernas y sale por sus pies, vertiéndose en la Tierra.

13. Ahora está lleno de esta luz pura desde la cabeza a los pies. Todo está siendo enjuagado a todos los niveles por esta luz dorada y se elimina todo aquello que ya no le sirve dejando una cálida sensación de amor. Relájese y deshágase de todo.

14. Permanezca en este momento cinco minutos o más.

15. Mientras está con esta luz, sienta que es la luz. Note cómo se disuelve su cuerpo en la luz y la libertad que le

aporta. Usted es ilimitado, como su creatividad, porque usted es la luz. Puede hacer cualquier cosa. Usted viaja en todas las direcciones y es uno con todos los seres.

## Llama violeta

Con esta meditación podrá acceder a las frecuencias de la quinta dimensión que le ayudarán a deshacerse de energías insanas e inconclusas. Este es un paso importante si quiere despejar sus chakras, ya que no pueden sanarse si no supera las cosas que le han pasado. Las cosas, buenas y malas, tienden a estancarse en nuestro campo energético por lo que, hasta que sea capaz de cambiar lo negativo por luz y amor, usted sufrirá por el caos y la negatividad. La llama violeta puede ayudarle a cambiar esta situación. Cuando entre en la quinta dimensión, usted estará conectado con la gente a la que quiere, sin importar dónde estén y descubrirá que todo el mundo está conectado energéticamente como un único ser. Cuando esté aquí, su vida se desarrollará a través de su pasión porque usted escogerá de forma natural lo que le hace feliz.

1. Escoja un lugar tranquilo donde no le vayan a molestar y acomódese. Siéntese de forma que su columna esté recta y sin cruzar sus manos ni piernas. Sus pies deberían estar planos en el suelo y sus manos descansando en sus piernas.

2. Según inhale, imagine que respira una luz o amor blanco a través de su chakra corazón. Siga visualizándolo hasta que sea capaz de sentirlo. Funciona mejor cuando siente que está dedicado en cuerpo y alma a perdonar y amar. Si le parece difícil, intente pensar en una persona que ha sido buena y amable con usted. Encuentre un recuerdo de esta y relájese con su energía amable y cálida. Dedíquele todo el tiempo que necesite. Una vez empiece a notar una apertura, expire esa amabilidad para otra persona y abrirá su chakra corazón.

3. Para empezar su meditación, comience con una afirmación como, "yo llamo a la llama violeta para que purifique todo aquello que está dentro de mí, o cualquier cosa que quiera

siempre que comience con la palabra "yo". Repítalo unas cuantas veces en alto, ya que será más poderoso que si lo dice en su cabeza, y fíjese en sus pensamientos y sentimientos. Tiene que permanecer en un estado mental de perdón y amor.

4. Una vez sienta que está centrado, puede empezar a verbalizar su meditación llama violeta. Esta es una meditación muy diferente a las demás ya que usted habla durante toda la sesión. El siguiente guion es puramente para orientarle, ya que puede modificarlo como quiera.

5. "Yo so yo. Yo soy una presencia. Yo respiro amor a mi corazón. Yo soy el centro de la luz. Yo llamo al poder absoluto de la llama violeta para cambiar los recuerdos, costumbres, efectos, registros y causas de todas mis acciones, palabras, sentimientos y pensamientos que he usado en cualquier momento y en cualquier dimensión, conocida o desconocida que arrastra cualquier pensamiento de... (establezca en lo que quiere trabajar, como por ejemplo: prejuicios, opiniones, odio, culpa, ira, miedo, creer ser mala persona, vergüenza, odio a sí mismo, abuso de poder o energía, enfermedad, sufrimiento, impotencia, victimismo o pobreza).

6. "Con el amor y el perdón como mi intención, quemo la llama violeta con cada partícula y onda de mi energía vital, en todos los tiempos y lugares que reflejan lo que sirve a mi propósito positivo y verdadero".

7. "Yo confío en la fuente para que cambie cada parte de mi ser a cada nivel, hasta el mayor nivel de luz, amor, abundancia y salud".

8. "Yo pido llenar mi presencia con la luz dorada del amor, la abundancia y la salud".

9. "En el nombre de mi creador, acepto esto como realizado, por tanto, así es".

## Barco del bienestar

1. Vaya a un lugar tranquilo donde le guste pasar tiempo, donde sea capaz de relajarse por completo y sepa que no le van a molestar. Desconecte su teléfono. Adopte una postura cómoda, ya sea sentado o tumbado, siempre que no se vaya a quedar dormido.

2. Una vez esté a gusto, cierre los ojos. Concéntrese en su respiración pero intente no manipularla, simplemente preste atención. Su respiración empezará a cambiar de forma natural por el hecho de estar fijándose en ella. Su cuerpo y alma empezarán a relajarse.

3. Probablemente empiece a notar que su cuerpo empieza a liberar tensiones, como si se hundiera, como si la gravedad le estuviese absorbiendo a un estado de relajación. Siga concentrándose en su respiración. Inhale y exhale, una y otra vez.

4. Repase cada centímetro de su cuerpo y mente buscando puntos en los que esté reteniendo algo dentro. Puede que le venga a la mente algo con lo que ha estado lidiando o puede que note tensión en su cuerpo, lo que supondría que está intentando alcanzar o aferrarse a algo.

5. Una vez reconozca estas tensiones, déjelas marchar. Si tiene que ocuparse de algo en su vida, puede esperar para después de la sesión. Este es un momento para relajarse, tomarse unas vacaciones de tener que pensar u organizar. Si nota algo de estrés, no culpe a otra persona por ello, perciba que está ahí y después déjelo marchar.

6. Imagínese descansando en un cómodo barco flotando suavemente por el río de la renovación y el amor. Puede crear

su barco como usted quiera. A este barco le guía su corazón, que está en línea con la abundancia.

7. El barco ha sido creado a imagen y semejanza de la pureza de su corazón. Todo lo que se encuentra en el barco es todo lo que usted necesitará.

8. Cuando necesite algo, aparecerá frente a usted, incluidos sus compañeros queridos para acompañarle en su viaje, la mejor comida para alimentarle y también puede escuchar música que le calma. Todo lo que alberga el barco le proporciona bienestar y alegría.

9. Lo único que tiene que hacer es disfrutar, relajarse y darse cuenta de todo lo que tiene en su vida. Todo está bajo control. No le preocupa nada porque ahora tiene todo aquello que necesita. No tiene que pedir nada, ya que cuando necesite algo, simplemente aparecerá de la nada, sea lo que sea.

10. Cuando note que quiere hacer o arreglar algo, relájese y sepa que ya se han encargado de ello. Estas son sus vacaciones ideales donde otras personas se encargan de hacer todo.

11. Concéntrese en la sanación y alimentación que tiene disponibles. Según flota río abajo, se adentra más y más en la relajación y el bienestar, rebosa claridad y luz. Todo es bueno aquí, lo único que tiene que hacer es dejar que el río le arrastre hasta el amor.

12. Si empiezan a surgir tensiones, no intente controlarlas. Perciba que están ahí y recuerde que otros se están ocupando de todo. Relájese en el amor que le rodea. Permita que se desenreden sus nudos. Todo se ha curado. Usted está en casa y es alimentado, amado y valorado.

13. Hay una plantilla entera de seres en el barco con usted para todo aquello que necesite. Cuando usted quiera algo, uno de estos seres aparecerá para ayudarle.

14. Ríndase a una deliciosa relajación mientras flota.

15. Una vez esté listo, puede abrir los ojos, y piense ¿cómo se ha sentido? ¿Le resultó difícil dejar las cosas estar y permitir que otras personas se encargaran de las cosas que necesitaba? Si fue así, usted no es la única persona a la que le pasa.

16. ¿Fue capaz de sentir algo de alivio al confiar en que el curso seguido era el correcto y que todo estaba planificado y listo? ¿Pudo sentir la energía del amor sanándole? Esto es lo que tiene que intentar conseguir.

17. Cuanto más pueda sentirlo dentro, vibrará más y sus chakras estarán más limpios, estará más sano y más conectado con su verdadero ser.

## Sanación de chakras

Este guion para meditación le llevará en un viaje de relajación que restablecerá y depurará la energía de sus chakras. Todo su sistema de energía acabará en un estado de equilibrio y armonía.

1. Cierre lentamente los ojos. Concéntrese en su respiración y deje que se mueva por su cuerpo, relajando su vientre y mente.

2. Sienta cómo le sujeta su asiento y le conecta con el suelo bajo usted. Descanse todo su peso en este.

3. Detecte todos los sonidos a su alrededor y permítales estar ahí; percátese de la luz que puede ver a través de sus párpados cerrados; sienta el aire que roza su piel. Perciba el cielo que está arriba y la Tierra que se extiende en torno a usted.

4. Vacíe su mente de todo lo que no necesita, deje que se vaya y fluya fuera de usted. Libere su cuerpo de todo lo que no necesita y deshágase de ello.

5. Retírese por completo de las experiencias que ha vivido hoy y concentre sus energías de nuevo en su centro y afiáncese en ese momento.

6. Empiece a percibir lo que hay a su alrededor. Inhale la energía y note los movimientos de su respiración: la forma en la que entra y sale, cómo suena, cómo la siente, su temperatura…

7. Inhale profundamente hasta el lugar donde descansa su cuerpo, justo debajo de su columna en su chakra raíz: donde pertenece. Respire ahí para que se expanda y suelte suavemente; para que se alimente de su energía.

8. Conéctese al suelo bajo sus pies, hasta las profundidades de la Tierra. Piense en el color rojo. Sumerja su chakra raíz en este color rojo, empoderándole y afianzándole. Usted está en el aquí y el ahora. Deje que su chakra raíz absorba todo lo que necesite.

9. Cuando esté listo fíjese en su vientre, justo debajo de su ombligo: su chakra sacro, el centro de su inteligencia emocional, placer y creatividad.

10. Respire en este espacio para que se ablande y expanda con su respiración, para que se alimente y absorba su energía. Visualice el color naranja, envolviendo y alimentando a su sacro con el poder de este color.

11. Una vez esté listo, pasemos al área bajo su esternón: su plexo solar, su poder.

12. Inspire en este área, expandiendo y ablandando su chakra. Rodee a su plexo solar del color amarillo, nutriendo y recargándolo todo lo que necesite.

13. Avance hasta el medio de su pecho: su corazón, su espacio del amor y el desarrollo.

14. Inhale suavemente en su corazón para que se expanda y ablande y visualice el color verde en este espacio. Bañe a su corazón en este alimento, consumiendo toda la energía necesaria.

15. Cuando haya llegado el momento idóneo, concéntrese en su cuello: su garganta, donde viven su voluntad y su expresión.

16. Respire mientras su chakra se ablanda y expande y piense en el color del cielo. Mientras cubre su garganta de azul, deje que se suavice, abra y despeje para que sea libre de expresarse.

17. Fíjese ahora en su tercer ojo en su frente: su chakra de la intuición y sabiduría. Ablande y expanda este área.

18. Envuelva su tercer ojo en índigo, el precioso color del cielo nocturno, proporcionándole equilibrio y conocimiento.

19. A su debido tiempo, suba hasta su chakra corona en la cabeza, hasta su ser.

20. Acaricie su chakra con el color morado, sienta cómo repara y equilibra su corona.

21. Cuando esté listo para volver a su ser y convertirse en un todo (de vuelta a la inhalación y exhalación de su respiración), inspire hacia su centro. Dígase a sí mismo: "Yo soy perfecto y completo".

22. Que estas palabras le sumerjan en su energía, deje que limpien su espíritu, emociones, mente y cuerpo. Absorba toda la energía que necesita.

23. A su debido tiempo, empiece a percatarse del aire que roza su cuerpo y los sonidos que están cerca y lejos de usted.

24. Tómese un momento para cerrar un poco sus chakras. Con tener la intención es suficiente. Vuelva a notar el apoyo que tiene debajo y fíjese en cómo le hace sentir. Respáldese

con amabilidad y amor, por el ser humano único que es usted.

25. Cuando esté preparado, comience a mover los dedos de sus pies y manos y abra lentamente los ojos.

## Luz blanca

Realizar esta meditación sanadora con regularidad le ayudará a aumentar su conciencia de sí mismo, liberará su habilidad de curarse de forma natural y mejorará su bienestar. Puede usar esta meditación para usted y también para el planeta entero. ¡Es la forma perfecta de empezar el día!

1. Comience sentándose en una silla cómoda en la que pueda apoyar completamente su espalda y cuerpo. Cierre los ojos y empiece a fijarse en su respiración. No intente cambiarla, simplemente observe cómo le hace sentir mientras inhala y exhala. Continúe durante unos minutos.

2. Imagine un riachuelo de luz blanco desde su fuente, a través de la parte superior de su cabeza hasta su chakra corona. Es una catarata gloriosa de amor, alegría y bienestar que procede directamente de su creador.

3. La luz blanca brilla vivamente y despliega todos los colores del arcoíris. Cada color tiene un poder de curación específico y nutre cada parte de su ser.

4. Inhale este arroyo de luz en su chakra corona, que fluye dentro de cada célula de su cuerpo y le ilumina.

5. Una vez recorra su cuerpo saldrá por la planta de sus pies y se repartirá hacia las profundidades de la madre Tierra.

6. Usted está creando una línea de luz continua y permanente que comienza en su fuente, recorre su ser y acaba en la Tierra. Inspira una dosis de luz blanca y energía sanadora y la exhala para todas las personas en el mundo.

7. Estos hermosos rayos circulan a su alrededor. Usted es libre para deshacerse de todo aquello que le alejó del amor verdadero. Todo residuo de energía ha sido conquistado por esta luz blanca y desaparecen inmediatamente en su fulgor.

8. Respire esta perfecta luminosidad desde su corona hasta su tercer ojo, ubicado en medio de su frente. Respire claridad y amor puro y libérese de lo que le ha bloqueado a la hora de recibir todo el amor posible.

9. Le pide a esta luz blanca sanadora que abra su visión interna para expandir su perspectiva.

10. A través de su chakra corona, respira más rayos sanadores y los envía a su chakra garganta que reside en la base de esta, liberando todo lo que oculta su verdad. De aquí es de donde viene su verdad y su habilidad para hablar.

11. La luz fluye de su centro de energía y asevera al mundo a su alrededor que usted es la versión más verdadera de usted mismo. Cuando exhala, esta incandescencia pura brota de su garganta hacia todos y le trae amor y curación a todo el mundo con su voz.

12. Vuelve a inhalar estos rayos blancos dentro de su corona y los manda a lo más profundo de su chakra corazón, expandiendo su corazón y mandando la claridad en todas direcciones.

13. Usted es un ser unificado de pura luz. Usted inhala luz sanadora dentro de su cuerpo y se deshace de todo aquello que le aleja del amor y cuando exhala envía esta luz a la humanidad a través de su corazón.

14. La luminosidad fluye ahora desde su corona hasta su plexo solar. Este es su chakra padre que le libera de su alma y de todas las reglas que ha creado que cubren su amor y luz.

15. Usted se expande en este campo de luz pura y la respira hacia cada rincón de su cuerpo.

16. Inhale ahora hacia su sacro, su chakra niño.

17. Puede sentir a un niño inocente viviendo dentro de usted y los rayos puros mandan compasión y amor a este niño, abriendo su fuente para que pueda sentirse amado.

18. Usted entrega todo lo que cubre su luz y se convierte en un ser unificado, luz pura.

19. A través de su corona, envía más claridad hasta su chakra raíz, donde siente su conexión tribal con la Tierra y todos los seres humanos.

20. Abandone todas las creencias restrictivas y divisoras que guarda en esta zona. Usted se ha permitido ser uno con la luz pura y ahora atraviesa su ser.

21. Con cada respiración, este destello se expande en una esfera de luz que encierra su cuerpo físico e incluye los chakras alfa y omega que habitan encima y debajo de su cuerpo.

22. Usted se despide de todo lo que vibra a niveles por debajo de lo saludable.

23. Se ha convertido en la luz pura y preciosa que vive a su alrededor y dentro de usted y, a cambio, exhala su esplendor al resto del mundo.

24. Cada aliento expande esta luz que ya ha llegado a su cuerpo emocional. El fulgor blanco baña sus emociones limpiando todo a su paso.

25. Usted se deshace de aquello que vive dentro de su cuerpo emocional que le aleja de su luz. Es uno con esta luz a todos los niveles de su ser. Con cada exhalación, reparte este brillo de diamante con toda la humanidad a través de su corazón, porque se ha convertido en el conductor de esta luz.

26. Continúa expandiendo este resplandor hacia su cuerpo casual.

27. Esta luz sanadora está cambiando cada recuerdo, costumbre, efecto, registro, núcleo y causa que fue creada debido a cualquier acción que llevó a cabo en cualquier dimensión que le haya limitado.

28. El destello sanador está cambiando cada célula de su energía que demuestra ser menos que la perfección infinita.

29. Su luz blanca continúa expandiéndose a su cuerpo mental e impregna cada uno de sus pensamientos.

30. Se libera de todas sus creencias que le limitan, porque ahora es uno con la luz sanadora.

31. En su siguiente respiración, expande la luz hasta su cuerpo etérico y penetra en todas las energías sutiles y se deshace de todas las conexiones energéticas restrictivas.

32. Respira y amplía sus rayos hasta su cuerpo espiritual.

33. Usted se une cada vez más con esta luz y con cada exhalación manda más energía a los seres que le rodean.

34. Con su siguiente inhalación, su luminosidad se extiende hasta su avatar.

35. Conecte con la feminidad divina y los rayos masculinos que se fusionan en uno dentro de usted y le proporcionan absolución e inundan todo su ser.

36. A través de su corazón manda estos rayos a toda la humanidad para ayudarles a curar todas sus viejas heridas.

37. Todo aquello que no le sirve en su propósito superior es liberado, sumiéndole en un estado de amor y claridad.

38. Usted está conectado con el campo de luz sanadora que le rodea y sacia por completo cada capa de su ser en todas las dimensiones. Por su corazón, envía el poder sanador de esta claridad hacia cada dimensión.

39. Este poder y luz se irradiarán permanentemente a través de su corazón, siempre brillará para que todo el mundo pueda disfrutar esta luminosidad sanadora.

40. Emitirá estos rayos de curación a lo largo de su día porque usted es la unidad de espíritu. Este campo de sanación le guiará en todo lo que haga, ya que la luz se ha anclado en su corazón.

41. Con gratitud y humildad la luminiscencia sanadora brillará a través de usted para todo el mundo, convirtiéndole en un canal para la curación, la luz y el amor superior.

42. Usted es la luz sanadora. A usted le guían los rayos más puros. Así es.

# Lo que le está boicoteando

Ha estado trabajando muy duro para sanar sus chakras, pero parece que no importa lo mucho que se esfuerza porque nada ha cambiado. Hay muchas cosas que pueden estar evitando que abra sus chakras, pero vamos a repasar las siete más comunes:

**Miedo**

Lo primero que puede estar boicoteándole es el miedo. Aunque sea irónico, el miedo también es un síntoma de tener el chakra raíz bloqueado. El miedo tiene un propósito en la vida: ayudaba a nuestros ancestros a sobrevivir, ya que les avisaba del peligro, pero cuando le asusta constantemente todo, es el miedo el que ha tomado el control. Esto acabará aislándole y sentirá que no tiene opciones en la vida y si llega a hacerse crónico terminará pensando que no podrá sobrevivir.

La mejor forma de ganarle la partida al miedo es enfrentándose a él. Según le haga frente a sus temores creará unos antecedentes y, con el tiempo, comprobará que puede manejar el dolor y la pérdida. Al final se dará cuenta de que lo que temía en el fondo no era tan terrible.

**Adicción**

Normalmente se desarrolla una adicción para sentirse mejor. Cuando el plexo solar está bloqueado usted pierde esa sensación de bienestar, de manera que intenta buscarla en otro sitio. El no sentirse bien puede complicarse con vergüenza o culpa. Su adicción puede ayudarle a "sentirse bien" y olvidarse de esos sentimientos negativos, pero cuando los efectos se pasan, todo vuelve de golpe y, probablemente, amplificado.

Tiene que ser capaz de afrontar esas adicciones abordando su culpabilidad y vergüenza. La culpa es un sentimiento normal que la gente experimenta por algo que decidió hacer o no y los remordimientos son similares, pero proceden del corazón, porque desea hacer algo al respecto. La culpa sin remordimientos crea vergüenza, que alimenta su adicción y le atrapa en un círculo vicioso. Para sanar, intente sentir remordimientos vinculados a aquello que le hace sentirse culpable. Empiece a ser consciente de las decisiones que toma para enmendar errores y viva su vida por su propio bien para que no tenga que recurrir a ciertas substancias para sentirse mejor.

**Baja autoestima**

Esto va de la mano con el problema anterior. Aquí es donde se tiende a originar la vergüenza. Como no se siente bien, empieza a pensar que es un inútil y que no puede hacer nada por sí mismo, o que no importa lo que haga, ya que no será suficiente o será incluso pésimo.

Para solucionar este problema afróntelo igual que su adicción: tiene que decidir que usted es amado y que lo vale. Una vez tome esta decisión, dejará de abanderar esta negatividad y no creerá más que se merece esos momentos penosos. Inconscientemente empezará a crear momentos positivos en su vida porque rechazará los negativos.

**Aflicción**

No tiene por qué ser tristeza por una persona amada. Es un sentimiento perfectamente normal y comúnmente se pasa cuando haya superado su pérdida. Siempre que pierde algo siente algún tipo de pena, pero si se vuelve una aflicción crónica, podría estancarle en la amargura y la ira. Todo esto le dificultará, o incluso anulará, a la hora de crear una relación o mantener una existente.

Cuando sufra una pérdida, tómese un tiempo para reorganizar su vida para poder seguir adelante, pero puede dejar que su vida gire en torno a una pérdida o la tristeza.

## No poder comunicarse

Por comunicarse, me refiero a decir la verdad y una verdad a medias sigue siendo una mentira. Algunas personas solo son capaces de comunicarse a medias y otras directamente no se pueden comunicar. Es importante que se fije en sus palabras y haga un esfuerzo consciente para que le entiendan bien ya que no es el trabajo de la otra persona el entenderle a usted, sino que usted tiene que cerciorarse de que le han entendido.

## Espejismo

Un espejismo es lo opuesto al conocimiento. Con espejismo nos referimos a solo ver las cosas con sus sentidos físicos, evitando que pueda ver todo. Cuando ve sangre, simplemente ve un líquido rojo, pero bajo un microscopio puede ver las plaquetas y las células blancas y rojas que forman su sangre. Piense en esto: si le tapan los ojos y los oídos, ¿cómo es posible que pueda presentir que hay una persona a su lado?

Cuando no tiene en consideración las intenciones de los demás, probablemente malinterprete las cosas que hacen y esto es lo que provoca el espejismo, por lo que no puede interpretarlos al pie de la letra.

## Apego

La gente puede sentir apego por cualquier cosa: comida, sexo, dinero... pero tener algo es muy diferente a estar atado a ello. Puede tener dinero porque necesita comprar cosas necesarias para sobrevivir, pero si desea conseguir más y más y empieza a dictar su comportamiento, eso es avaricia. Debería disfrutar de lo que tiene y de sus relaciones, pero tiene que estar seguro de que podría vivir sin ellas.

# Despertar el tercer ojo

Cuando su tercer ojo esté completamente abierto, su sabiduría e intuición cobrarán vida. Para la mayoría abrir su chakra tercer ojo es bastante complicado, e incluso a algunos les podría perecer inalcanzable.

Una vez haya estimulado su tercer ojo, será capaz de ver cómo han influido en su vida sus decisiones pasadas y cómo afectarán las presentes a su futuro y desarrollará una flexibilidad mental que le permitirá diferenciar entre apariencias y realidad. Con la ayuda de su sexto chakra sobrepasará sus habilidades normales. Las siguientes estrategias el ayudarán a abrir su chakra tercer ojo:

**Afiáncese**

Lo primero que tiene que hacer antes de abrir su tercer ojo es afianzar sus pies. Es primordial crear una buena fundación lentamente para que pueda descubrir sus nuevas percepciones con claridad.

Es importante afianzarse porque necesita suficiente energía corriendo por su sistema para conseguir una apertura saludable, de esta forma podrá evitar efectos secundarios negativos muy comunes como la confusión. Una vez haya activado su tercer ojo, probablemente reciba información inusual e, incluso, inquietante.

## Cree silencio

Es importante que aprenda a silenciar su mente, a través de la meditación, sentándose solo en silencio o perdiéndose en su deporte o arte favoritos.

Su tercer ojo llevará a sus sentidos a un nuevo nivel, a lo que mucha gente se refiere como "el espacio entre medias" o habilidades físicas. Para poder escuchar la información enviada desde el tercer ojo, tiene que ser capaz de escuchar un susurro, de manera que si su mente está ocupada en otras cosas probablemente se pierda sus mensajes.

## Concéntrese en su intuición

Hay muchas formas diferentes de mejorar su intuición. Como su tercer ojo es su centro de sabiduría y visión, le ayuda a conocer el significado de sus sueños, una buena oportunidad para probar los sueños lúcidos o leer las cartas del tarot. Busque formas alternativas de usar su intuición a lo largo del día.

En su tercer ojo también viven sus niveles de percepción superiores, lo que le ayuda a estar en mayor consonancia con su intuición. No tiene por qué ser perfecto en este aspecto, lo único que tiene que hacer es ser curioso y aprender más sobre técnicas intuitivas. Con la práctica, estas prácticas le serán familiares y confiará plenamente en sus habilidades.

No tiene por qué tomárselo muy en serio. Diviértase y explore para que sus chakras sigan abiertos al descubrimiento.

## Exprese su creatividad

Deje que fluya su creatividad realizando actividades que requieran de su imaginación. Por ejemplo, intente aprender algo nuevo, pero no se preocupe de los resultados, que su inspiración controle sus manos y acepte los frutos de su trabajo.

La creatividad es una forma genial de que su mente se suelte y, de paso, silenciará toda esa cháchara mental que le dice que algo anda mal (y que le gusta controlar absolutamente todo lo que hace).

Cuando usted es capaz de silenciar esta zona de su mente y usar todo el abanico de posibilidades disponibles, su tercer ojo empieza a florecer.

## Cánticos

Cantar un mantra le ayudará a escucharse a sí mismo. Puede repetir el sonido raíz para el chakra tercer ojo, AUM, durante todo lo que pueda mantener la concentración. Más abajo le incluyo una lista de palabras entre las que puede escoger para crear su propio mantra. Repítalas rítmicamente con su respiración mientras medita o puede repetírselas a lo largo del día al estilo Japa. Los cánticos y su consciencia deberían convertirse en uno.

- SOHAMSO (sou-ja-jm-sou)

- HAMSA (ja-jm-so)

- VIJNANA (vis-jn-ia-naj)

Para ayudarle a conectar todavía más con su tercer ojo puede seguir estos pasos adicionales que son fantásticos para mejorar su intuición y energía:

- Aumente su conciencia psíquica

- Practique la contemplación

- Trabaje con sus guías espirituales

- Conecte con la naturaleza y las energías elementales

- Investigue sobre los símbolos

- Fíjese en "el espacio entre medias"

- Deje volar su imaginación

- Meditación guiada

- Visualización

- Interpretación de sueños y sueños lúcidos

- Practique la videncia

- Fortalezca sus chakras raíz y garganta

- Acostúmbrese al silencio

- Medite bajo la luna

- Practique la intuición

**Las glándulas pituitaria y pineal**

Si investiga sobre el tercer ojo probablemente encuentre información sobre la glándula pituitaria y la pineal. Las glándulas y los chakras tienden a tener una relación muy estrecha porque ambas representan funciones corporales. La glándula pituitaria es la "glándula principal", ya que controla la mayoría de las otras glándulas, así como la producción de hormonas.

La glándula pineal se encuentra en medio de su cerebro, en línea con sus ojos. Las tradiciones del yoga la interpretan como la sede del alma y la fuente de las habilidades psíquicas. Esta glándula produce melatonina y regula nuestra maduración sexual y el ciclo del sueño, pero también es importante para ayudar a despertar su tercer ojo y, para ello, necesita alimentarla de estas formas:

- Pase tiempo en completa oscuridad, ya que la estimulará y producirá lo necesario para corregir las hormonas.

- Medite para equilibrar las actividades del sistema nervioso y estimular varias áreas del cerebro.

- Tome suplementos y alimentos que ayuden a tener una glándula pineal más saludable, como tamarindo, vinagre de manzana y yodo.

- Expóngase a la luz natural.

## Obstáculos

La mayoría de la gente se encontrará con algunos problemas a la hora de intentar abrir su tercer ojo. Aquí incluimos algunos de los más comunes:

- Son engreídos.

- Su ego está vinculado al poder.

- Se comunican superficialmente.

- Utilizan información sobre terceros para su propio beneficio.

- Hacen estupideces.

- Ignoran lo que les dice su cuerpo.

- No son soñadores.

- Se engañan a sí mismos.

- Les distraen los detalles.

- Escuchan a los demás a través del filtro de sus propios problemas.

- Ven a otros como diferentes.

- Son demasiado racionales.

Si puede superar estos obstáculos y seguir las técnicas explicadas más arriba, será capaz de abrir su tercer ojo y vivir bajo una nueva luz.

# Preguntas frecuentes sobre los chakras

Para concluir, vamos a repasar varias dudas muy comunes sobre los chakras para asegurarnos de que lo entiende todo perfectamente.

- ¿Qué son los chakras?

Los chakras son los centros de energía en el cuerpo que mandan, reciben y usan información sobre diferentes cuestiones de su ser. Chakra se traduce como rueda en sánscrito, nombre perfecto, ya que los centros de energía se mueven de forma circular.

- ¿Cuántos hay?

Hay muchas teorías sobre esto, pero la mayoría coincide en que hay siete principales.

- ¿Cómo afectan los chakras a mi vida?

Afectan a cada aspecto de su vida. Su ADN recoge su información biológica y sus genes y sus chakras guardan la información de su energía. Si hay áreas de su vida que quiere mejorar, sus chakras son un lugar perfecto por el que empezar.

- ¿Dónde se ubican y con qué se relacionan?

El chakra raíz se encuentra en el cóxis y se relaciona con la vitalidad, el afianzamiento y la prosperidad. El chakra sacro está en la pelvis y está vinculado con la intimidad, la sexualidad y la fertilidad. El plexo solar se localiza justo encima del ombligo y está relacionado con la energía, la claridad mental y la confianza en sí mismo. El chakra corazón se ubica en el centro del pecho y se le identifica con el amor y la compasión. El chakra garganta se encuentra en esta misma parte de la anatomía y se relaciona con la verdad, el arte y la comunicación. El tercer ojo se localiza entre las cejas y está vinculado con la intuición, los sueños y la visión. El chakra corona está en la parte superior de la cabeza y está relacionado con la unidad, la sabiduría y la inteligencia.

- ¿Tienen los hombres y las mujeres los mismos chakras?

Sí, los chakras funcionan igual en todos los seres humanos. Los chakras uno, tres y cinco tienen cualidades masculinas, mientras que los dos, cuatro y seis tienen femeninas. Por ello, los hombres suelen tener los de cualidades masculinas más fuertes y viceversa, aunque siempre hay excepciones.

- ¿Afecta un chakra bloqueado al resto?

Sí, porque todos trabajan unidos. Igual que una cadena, están unidos y tienen corrientes de energía que recorren el cuerpo arriba y abajo. Cuando uno se bloquea afecta a los chakras inmediatamente debajo y encima, ya que esto impide el flujo de energía.

- ¿A qué se refieren con chakras superiores e inferiores?

El chakra intermedio es el corazón y se entiende como el punto de energía central. En la enseñanza tántrica el corazón es un espejo que separa los chakras superiores e inferiores. Los tres inferiores le conectan con sus cualidades terrenales y los tres superiores con las espirituales. Esta es la única diferencia.

- ¿Puedo sentirlos?

La mayoría de la gente sí puede. Dentro de su cuerpo, podría sentir el tercer chakra como mariposas en su estómago o el cuarto como calidez en su corazón. Fuera de su cuerpo los podrá notar como una almohada de energía al posar sus manos sobre sus centros, aunque suele ser mucho más fácil sentir los de otra persona. Para ello, pida a alguien que se tumbe y ponga sus manos a unos 60 centímetros sobre el plexo solar y el corazón de la otra persona. Vaya acercando poco a poco sus manos a los chakras de la persona hasta que perciba su energía encontrándose con la suya. Será parecido a tocar una almohada de energía.

# Conclusión

Gracias por terminar *Chakras*. Esperamos que haya sido informativo y le hayamos proporcionado con todas las herramientas necesarias para alcanzar sus objetivos, sean los que sean.

Ahora cuenta con mucha información sobre los chakras que puede aprovechar. Escoja algunas técnicas de sanación y empiece a practicarlas. Abrir sus chakras puede producir cambios increíbles y notará la diferencia casi de inmediato. ¡No espere a mañana!

Por último, si piensa que este libro le resultó útil de alguna manera, ¡un comentario en Amazon siempre es de agradecer!

Made in the USA
Monee, IL
19 June 2021